ALIMÉNTATE SEGÚN TUS GENES

Aliméntate según tus genes

Una revolucionaria guía de
nutrición para desacelerar
el envejecimiento y silenciar
las enfermedades

Alejandra Ponce

Grijalbo *vital*

El papel utilizado para la impresión de este libro ha sido fabricado a partir de madera procedente de bosques y plantaciones gestionadas con los más altos estándares ambientales, garantizando una explotación de los recursos sostenible con el medio ambiente y beneficiosa para las personas.

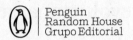

Penguin
Random House
Grupo Editorial

Aliméntate según tus genes
*Una revolucionaria guía de nutrición para desacelerar
el envejecimiento y silenciar las enfermedades*

Primera edición: abril, 2022

D. R. © 2021, Alejandra Ponce

D. R. © 2022, derechos de edición mundiales en lengua castellana:
Penguin Random House Grupo Editorial, S. A. de C. V.
Blvd. Miguel de Cervantes Saavedra núm. 301, 1er piso,
colonia Granada, alcaldía Miguel Hidalgo, C. P. 11520,
Ciudad de México

penguinlibros.com

ISBN: 978-607-381-190-3
Impreso en México – *Printed in Mexico*

Para ti y tus genes

Índice

OCHO

Nutrición personalizada y *healthy aging* con

Introducción

Los genes mandan y es momento de escucharlos

En mayo de 2008, a sus 54 años, mi papá sufrió su primer infarto. Es una edad temprana para que el corazón comience a fallar. En aquel momento hacía lo que se pensaba que era saludable: comía frutas y verduras, se ejercitaba, tenía buen peso, no sazonaba con sal sus alimentos, tomaba refresco de dieta cuando le apetecía uno y bebía café, que es bueno para el corazón (¿o no?). A pesar de todo esto, su corazón falló, y, aunque pudo salir adelante gracias a una cirugía exitosa, empecé a temer por su salud.

¿Por qué se había infartado? Cuando sucedió, yo llevaba apenas dos años de haber comenzado la licenciatura en Nutrición y no entendía nada. Habría sido más fácil integrar cambios si hubiera seguido hábitos perjudiciales, es decir, una dieta poco saludable: habría sido cuestión de mejorarla.

Asimismo, si hubiera sido una persona sedentaria, le habríamos pedido que hiciera más ejercicio. Lo difícil es encontrar una solución cuando una persona *hace todo bien*. Mi papá cumplía con todo lo que me habían enseñado en la carrera que una persona debe hacer para llevar una vida saludable. Sin embargo, heme ahí, asustada por no hallar una razón. Tuve que empezar a cuestionar las verdades absolutas que había aprendido hasta entonces en la universidad.

Dos años después ya les había hecho mil preguntas al respecto a todos mis maestros, hasta que una de ellas, Gaby Hernández, me pidió replantearme la situación desde otra perspectiva: quizá lo que aprendí estaba bien, pero no era aplicable en el caso de mi papá. Con Gaby comprendí que la nutrición es una ciencia cambiante, sin verdades absolutas. "Hay dos nuevas áreas de estudio llamadas *nutrigenómica* y *nutrigenética*, seguro ahí encuentras algunas respuestas", me dijo. Ella había visto cómo las recomendaciones canónicas de la nutrición no estaban rindiendo el efecto deseado en sus pacientes porque cada persona respondía de forma diferente, y eso la llevó a preguntarse en qué nos diferenciábamos realmente. Encontró la respuesta en la genética. Todo comenzaba a tener sentido para mí. Me sentí con la responsabilidad de empaparme del tema para poder ayudar mejor a mis futuros pacientes, y vaya que tomé una buena decisión.

Cuando comencé a adentrarme en el mundo de la genética y la nutrición, ya unidas en una sola ciencia, me di cuenta de que el iniciador de esta corriente de estudios, el doctor

José María Ordovás, tenía razón al decir que éste es el camino por el cual la gente puede "alcanzar su máximo potencial físico y mental y, por lo tanto, vivir más y mejor". Me uní a su causa. Desde entonces reflexiono sobre la vejez, los genes, el tiempo que nos toca vivir y otras tantas cosas que de pronto pasan por mi mente —como la vida de mi papá previa a su primer infarto— y he confirmado que si llegas a conocer tus genes, puedes vivir de forma saludable más años de los que te imaginas.

La esperanza de vida en Latinoamérica está entre los 73 y 76 años, lo que representa un gran avance si tomamos en cuenta que en 1930 ésta apenas llegaba a los 40 años. Por lo tanto, es un hecho que, si seguimos la tendencia de la ciencia y la medicina y sus objetivos de conseguir aumentar nuestra longevidad, en el futuro vamos a vivir más tiempo. Sin embargo, si nuestros hábitos y alimentación continúan siendo los mismos que hasta ahora, no es seguro que alcancemos una vejez digna, positiva, independiente y disfrutable.

Desde tiempos inmemoriales, los humanos han buscado la inmortalidad. Lo hemos visto, por ejemplo, en civilizaciones antiguas como la egipcia, e incluso en las inscripciones más antiguas de cualquier religión. Pero, claro, es imposible ser eterno en el mundo físico. Una vez aceptado que no podemos vivir para siempre, como si fuera un premio de consolación, los humanos hemos buscado, a costa de todo, la longevidad. De hecho, ése es el objetivo central de la medicina: curar enfermedades para seguir viviendo. Cuando esto se comenzó a lograr y la expectativa de vida aumentó, surgieron muchas preguntas. ¿Y ahora qué? ¿Por qué estos años extra traen consigo tantas enfermedades? ¿Podemos luchar contra ellas? ¿Cómo? Para nuestra fortuna, los conceptos de *longevidad* y *envejecimiento* han atraído tantas investigaciones en los últimos años que ya reconocemos aquellos factores que interfieren con la longevidad y aceleran el envejecimiento, y otros que procuran la longevidad y enlentecen el envejecimiento. *Longevo* y *viejo* no son sinónimos, y la esperanza es que con la nueva información que arrojan las investigaciones todos podamos tomar las decisiones adecuadas que nos ayuden a vivir más tiempo y con más calidad. Esto implica cuestionar lo que ya conocemos para abrir espacio a nueva información y ponerla en práctica.

La longevidad se refiere a la cualidad de alcanzar cierta edad —generalmente se interpreta como una avanzada—. Eso es todo. Se puede estimar la longevidad de diversas especies: insectos que sólo viven horas, mariposas que viven semanas, humanos y otros mamíferos que pueden llegar a vivir más de 100 años. Al analizar especímenes sanos, se han identificado genes que influyen sobre su longevidad, como por ejemplo una familia de genes llamados *sirtuinas,* cuya función es proteger la integridad del ADN y darles más vida a las células. Por lo tanto, mientras mejores genes sirtuinas tengas, en teoría, más longevo serás. Sin embargo, la genética influye de forma mínima en la longevidad (entre un 5 y 35%), y por eso, al menos hoy, es imposible determinar qué tan longevo serás por medio de exámenes genéticos.

El envejecimiento, de acuerdo con la Organización Mundial de la Salud (OMS), es la consecuencia del acúmulo de daños celulares y moleculares a lo largo del tiempo, que trae consigo el declive en las funciones físicas y mentales. Este proceso ocurre por partes, a diferentes edades y a velocidades distintas. Es posible, por ejemplo, lucir joven por fuera —por la postura, la piel, la masa muscular, el color del pelo—, pero experimentar un declive rápido en las funciones cognitivas como la atención, la memoria o la orientación. Por otro lado, puedes llegar a una edad avanzada y disfrutar de una gran lucidez, pero quizá las funciones de elasticidad en tu cuerpo se hallen en decadencia, lo cual te pondría en mayor riesgo de padecer enfermedades cardiovasculares y lesiones musculares. Puedes ser joven en edad y haber envejecido ya en varias partes de tu cuerpo. Piensa en cuando un doctor le dice a su paciente de 30 años que tiene el hígado de una persona de 50 debido a la forma en que lo ha tratado. También es posible ser una persona longeva y apenas mostrar señales de envejecimiento. Esto último es a lo que aspiramos y debemos apuntar con nuestras acciones diarias.

El envejecimiento no está codificado en nuestro ADN; sin embargo, los daños que suceden como consecuencia de nuestro estilo de vida promueven el declive o disminución de las funciones óptimas de nuestros órganos y sistemas.

Por lo tanto, la velocidad de nuestro envejecimiento está bajo nuestro control. Ésta es una noticia extraordinaria que nos da más poder. Al final, todo depende de tu estilo de vida y cómo con él dañas o proteges tus genes. Olvídate de la idea de que la gente mayor siempre está enferma y sufre durante los años extra que la ciencia le ha otorgado. Tú tienes control directo sobre tu envejecimiento, y la alimentación es una forma de desacelerar este proceso.

¿Cómo vivir mejor esos años que nos tocará vivir? La respuesta está en los genes, en obedecer sus necesidades, porque los genes mandan y es momento de escucharlos.

Los genes son tu código personal de programación. Si pensamos en una aplicación de teléfono, por ejemplo, diríamos que para que funcione correctamente y haga lo que el usuario le pide, se requiere un conjunto de órdenes, expresiones, instrucciones y comandos: un código escrito por un programador. Si haces clic aquí y le pides a la aplicación que haga algo, pasa esto; si haces clic allá, pasa esto otro. Todo funciona.

Si tú tratas y alimentas tus genes según la manera en que están programados, sus funciones se mantendrán óptimas por más tiempo, sin fallas. Mientras más pronto conozcas tu programación genética, más pronto podrás hacer los ajustes que te ayuden a vivir de una manera saludable para que el envejecimiento sea lento, sin el deterioro de tus funciones físicas ni mentales; de alguna manera, sentirás que "vives más", por no decir que "para siempre".

Cuando platico con mis pacientes sobre el futuro de su salud, casi todos, como yo, ya se han formulado dos versiones de la vejez: la del sufrimiento y la del disfrute. Mis dos abuelas son un ejemplo de cada una. Mi abuela paterna, a sus 80 años, ya no podía andar, vivía enojada, alejaba a la gente y se la pasaba enferma. Eso me llevó a pensar que sería un martirio llegar a su edad y vivir de esa manera. Por otro lado, mi abuela materna, a sus 80 años, seguía dando clases en la universidad, manejaba, veía a sus amigas y disfrutaba de buena salud. ¿Cuál de las dos crees que me quedó como ejemplo? ¡Claro! Ojalá pueda llegar a los 80 años y seguir viviendo de mis pasiones mientras disfruto la vida con quienes quiero. He encontrado que los genes ofrecen muchas pistas sobre la manera de lograrlo y que hoy esa información está a nuestro alcance.

La genética es un área de estudio tan específica dentro de la salud que no todos los médicos la dominan, y se complica cuando se junta con la nutrición (nutrigenética). Quien domine el tema debe conocer la relación entre diferentes nutrientes con los genes. Un producto o una recomendación que se vende a nivel mundial como una verdad absoluta, como lo fue hace algunos años consumir aceite de coco para mejorar la salud del corazón, por ejemplo, bajo esta luz deja de ser cierta cuando se descubre que ese tipo de grasa tapa más las arterias de un gran número de personas debido a sus genes. Sin embargo, los productores de alimentos no incluyen esta información en sus etiquetas. En teoría, esperan que no comamos nada en exceso. Pero cuando las personas están desesperadas por un cambio positivo en su salud, la impulsividad las lleva a adoptar conductas extremistas y excederse en comportamientos que parecen buenos pero no lo son y que, por el contrario, atentan contra la posibilidad de disfrutar de una vida —y una vejez— saludable.

La información nutricional más reciente respecto al efecto de los alimentos sobre los genes no llega a las personas porque somos pocos los involucrados en el campo de la alimentación por genética. De hecho, de no ser por mi papá y una excelente maestra de nutrición, yo no estaría aquí, en medio del mar de información que existe intentando desmenuzar todo lo que han encontrado los expertos para resumirlo en las siguientes páginas.

La nutrición, como la conocemos, es una ciencia que cambia de manera constante, que carece de una verdad absoluta y que, además, impacta de forma diferente a cada persona. Lo que puede enfermar a uno a otros les ayudará a vivir más y mejor. Un buen número de las recomendaciones de salud que aprendí han dejado de considerarse saludables, lo que me ha llevado a cuestionar si en realidad alguna vez lo fueron. Cambia la mantequilla por la margarina para cuidar el corazón, usa edulcorantes artificiales en vez de azúcar, compra el producto *light* y no convencional para bajar de peso, evita la sal de mesa a toda costa porque eso "te mata". Hoy puedo asegurarte que en el mundo de la alimentación las investigaciones día con día muestran diferencias en sus

resultados, y eso se debe, en parte, a que la diversidad genética en las personas las lleva a reaccionar de forma distinta
ante el mismo alimento.

"Se tiene que incluir proteína de origen animal en todas
las comidas": ésta era presentada como una verdad absoluta.
¿Dietas veganas o vegetarianas? Cuando estudiaba nutrición
no me enseñaron a formularlas porque "ésas no sirven" y
pueden "desnutrir" a las personas. No existía la información
genética que hoy tenemos disponible gracias a la cual sabemos que, para ciertas personas, estas dietas son idóneas. El
problema de la nutrición radica en que presenta las recomendaciones *actuales* como verdades incuestionables, aplicables
para todas las personas, y a menos que quien se gradúe de
Nutrición siga actualizándose (desaprender, reaprender), estas supuestas verdades llegarán a los oídos de la población
y causarán confusión: por un lado la nutrióloga —con todo y
su título— dice una cosa, y el mundo entero dice otra.

De hecho, lo peor y lo mejor de las ciencias de la nutrición
y la genética es que todo es cierto y nada es verdad. Todo lo
que has escuchado sobre alimentación es cierto para algunas personas, pero puede ser considerado erróneo para otras.

> Todas las recomendaciones sobre
> alimentación van a surtir un efecto
> positivo en unos, mientras que en otros su
> efecto será nulo o incluso dañino.

Es lo *peor* porque complica mucho el diseño de un programa de salud basado en alimentación, pero también es lo *mejor* porque hace posible la personalización de planes de salud, así como dar con las respuestas a diversos padecimientos, incluso si la persona está haciendo "todo bien".

Suena complicado, lo sé, pero despreocúpate porque vivirás conmigo el proceso de desaprender y reaprender sobre alimentación, hábitos y salud. En este proceso, en el cual te invito a replantearte qué tan buenos son tus hábitos:

> Te ofrezco la manera de encontrar
> una solución para que puedas vivir más
> y mejor.

Por supuesto, tú tendrás que llegar a ella porque, de hecho, la razón por la cual la nutrición es una ciencia cambiante, sin verdades absolutas y que no aplica de la misma manera para todos, es que somos diferentes y únicos. Tienes un código genético específico, escrito sólo para ti. Tus genes son tu marca personal, tu esencia, y aun si tuvieras un gemelo, nadie los comparte contigo.

Erramos al pensar que los humanos, sólo por parecernos de manera física, somos parecidos también en nuestros procesos internos. En las últimas décadas, algunas ciencias han sido pioneras en demostrar lo diferentes que somos. En la psicología y en la educación, por ejemplo, se habla de distintos rasgos de personalidad y diferentes formas de aprendizaje. Es decir, no se espera que todos reaccionemos igual ante las mismas situaciones, y tampoco que aprendamos de la misma manera y a la misma velocidad. Pero ¿por qué es tan difícil aceptar que en la nutrición esto también puede suceder? ¿Por qué nos cuesta aceptar que a algunas personas comer de una forma les hace daño mientras que otras necesitan hacerlo de *esa* manera? Los investigadores lo han estado demostrando desde la década de los ochenta, combinando los estudios de genética y los de nutrición que explican por qué bajo un mismo estándar de recomendaciones generales podemos encontrar resultados tan diversos. El problema es que la información que arrojan estos estudios es compleja, perjudicial para la industria de las dietas y, además, rara vez llega a la población general sin conocimientos científicos. Por lo tanto, la información está ahí, pero no se está transmitiendo. Hasta hoy.

Quizá este libro te lleve a replantear algunas de las cosas que conoces sobre salud y sobre cómo vivir bien, a cuestionar tus rutinas de alimentación. Más que una necesidad, es una responsabilidad que tenemos con dos entes que hoy no existen: tus futuros hijos y tu yo del futuro. Todo lo que hagas hoy se verá reflejado, por un lado, en la protección genética de tu descendencia, y por otro, lo agradecerás o reprocharás tú mismo en tu vejez: aun cuando tus genes nunca vayan a cambiar, puedes darles o quitarles protección ante diferentes enfermedades. Quizá también, luego de leer las siguientes páginas, te des cuenta de que la salud y la nutrición no son tan complicadas como pensabas. Por mi lado, lo que pretendo es que este libro te lleve a dejar de compararte en términos de salud con otras personas porque no compartimos los mismos genes. También quiero que comprendas cómo estamos programados y cómo es que nadie tuvo poder de decisión sobre el azar que rige nuestra carga genética.

En este libro hablaré sobre algunos mitos de la nutrición y el estilo de vida saludable para que analices si en realidad lo que haces hoy por tu salud lo haces porque te hace sentir bien o porque estás siguiendo una moda que no te va. Hablaré también sobre las propiedades con las que cuentan algunos componentes alimentarios para alterar nuestra salud desde los genes. Me gustaría que, después de leer las siguientes páginas, comiences un nuevo capítulo de tu vida, en el cual, de forma simple y natural, tu salud se vuelva una prioridad y formes una nueva identidad acorde con lo que tus genes exigen. Al terminar, ojalá comiences este cambio; si es por medio de la genética, te ahorrarás la prueba y el error que ya has vivido antes.

Los temas que abordo en este libro me apasionan también por razones personales. La primera y más importante es que creo que si la ciencia que estudia el envejecimiento saludable y la longevidad hubiera existido hace años, mi papá seguiría con nosotros. Seguro habría podido silenciar las enfermedades que arreciaban en su corazón. No puedo estar molesta con sus decisiones de salud, pues se basaban en la información que estaba disponible en ese entonces, y, como dije, la información sobre genética, estilo de vida y alimentación es tan nueva y compleja que rara vez llega a oídos de quien la necesita. La segunda razón es que, al profundizar en estos campos de estudio, puedo evitar que la historia de mi papá se repita en otras familias. Todos tendrían el poder de evitar una muerte prematura por enfermedades relacionadas con el estilo de vida si tan sólo supieran cuáles son los ajustes milimétricos que deben hacer todos los días para silenciarlas. La tercera es que conozco mis genes y sé de los riesgos que llevo escritos en mi interior. El estudio que realizo cada día, su difusión y la posibilidad de aconsejar a la gente sobre cómo envejecer de forma saludable es también una manera de convencerme de que aquello escrito en mi ADN no es una condena y tengo el poder de vivir muchos años, con más salud de la que podría imaginar, y así acompañar a mi hijo en su trayecto de vida.

UNO

Come según tus genes
para vivir más y mejor

1.1. ¿Qué es la genética?

La genética es un área de estudio dentro de la biología y las ciencias de la salud que investiga y analiza cómo los genes se van pasando y cambiando de generación en generación. También estudia cómo se expresan los genes, es decir, cómo *se ve* un ser vivo, cómo se comporta, crece, se reproduce y qué tanto puede llegar a vivir (su longevidad).

Sí, nuestros genes guardan toda esta información. De hecho, en el 2017 tuve el privilegio de tomarme un café con "el padre de la nutrigenómica", el doctor José María Ordovás, y platicamos de lo mucho que nos impresiona la genética. Me contó que en el 2014 se publicó un artículo llamado "Modeling 3D Facial Shape from DNA" en el que se identificó una serie de 20 genes que predecían la forma de la cara de las personas con gran exactitud. Es decir, con la información genética es posible dibujar a ciegas el rostro de una persona y acertar en su aspecto con total precisión. ¿Te imaginas? La genética influye en nuestra anatomía y estructura, así como en nuestro metabolismo y comportamiento. Por supuesto, todavía se sigue estudiando cómo interactúan unos genes con otros; es una ciencia que sigue en desarrollo aun cuando lleva más de 50 años acumulando investigaciones.

El punto central de la genética es conocer cómo los genes codifican funciones en el cuerpo y qué efecto surten sobre su estructura, función, uso de energía, longevidad y procesos de defensa. Pero ¿en dónde están los genes? Todo comienza con una célula.

Estamos compuestos de células. ¡Millones! La mayoría de ellas contienen un núcleo, y éste es como una burbuja que resguarda y protege nuestro ADN del daño que genera el día a día. ADN quiere decir ácido desoxirribonucleico, y es una estructura conformada por tus genes, por lo tanto, es importante su protección pues en ellos está escrita toda tu información de salud, enfermedad, metabolismo y demás. El núcleo contiene una membrana que permite el paso de nutrientes y hormonas; sin embargo, toxinas externas como las del cigarro y el alcohol, o internas como los radicales libres de oxígeno que creamos cuando sufrimos estrés, así como algunos virus y bacterias, la pueden atravesar y causar daños que llevan al declive de funciones y, como consecuencia, a la enfermedad. La información de tu ADN es una guía de cómo y cuándo *hacer*: es decir, en ella viene escrito cuál será tu color de ojos, cómo metabolizas los nutrientes, tus posibles enfermedades, hasta qué edad tus huesos van a crecer, etcétera.

Si visualizamos el ADN como una biblioteca personal, digamos que en el librero hay 46 libros y se llaman cromosomas. De ellos, 44 irán en una sección de libros llamados *autosómicos* (que no intervienen en la determinación del sexo), con dos subsecciones, la del padre y la madre, con 22 libros cada una. Los dos libros restantes irán en otra sección, la de los cromosomas sexuales, que codifican el sexo. Tu sexo se define según el libro que hayas heredado de tu padre, X o Y, mientras que de tu mamá siempre obtendrás un libro llamado X. Dentro de los cromosomas se hallan los genes. Éstos son secciones de ADN que contienen información específica sobre funciones, estructuras y enfermedades. Estas secciones varían en longitud y en sus funciones; de hecho, existen genes cuya función es nula y sólo sirven para organizar tu ADN, mientras que otros se encargan de varias tareas. Pero ¿cómo están conformados los genes? ¿Cómo se ven? Estas secciones de ADN están compuestas por cuatro bases nitrogenadas, es decir, que contienen nitrógeno: adenina, guanina, citosina y timina, representadas por las letras A, G, C y T. Estas estructuras se unen unas tras otras para formar una cadena (materna)

31

y luego se unen con la cadena opuesta (paterna) por medio de enlaces que las mantienen ordenadas en su posición.

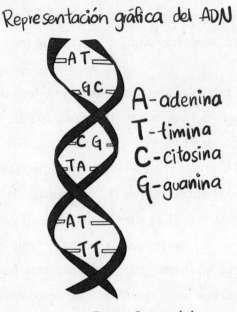

Representación gráfica del ADN

A - adenina
T - timina
C - citosina
G - guanina

Fuente: Cortesía de la autora.

La información genética de un organismo en particular se llama *genotipo*. Es todo tu conjunto de genes, todo lo que está escrito dentro de ti y que es imposible apreciar a simple vista, que sólo puede "verse" con un examen genético. La manera en la que la información del genotipo se expresa recibe el nombre *fenotipo*. Digamos, por ejemplo, que tu genotipo en el gen FTO —la proteína asociada a la masa grasa y la obesidad— es AA —tienes una letra A en la cadena que heredas de mamá y otra letra A en la de papá—. Eso supone que seas una persona cuya sensación de hambre durante el día es mayor; entonces tu fenotipo es "ser hambriento", ésa

COME SEGÚN TUS GENES PARA VIVIR MÁS Y MEJOR

es tu característica. Otra persona con el genotipo AT en ese mismo gen no va a tener tanta hambre, porque su código genético no la condiciona a ello. Genotipo es lo que está escrito; fenotipo, la característica que se ve o percibe.

Saber qué funciones programan nuestros genes, qué enfermedades están escritas en ellos, qué nutrientes requieren y cómo los metabolizan es información que se puede usar a nuestro favor para prevenir el envejecimiento temprano y alargar nuestra longevidad.

> Si envejecer es acumular daños a nivel celular porque no les estamos dando a nuestros genes lo que necesitan, la única forma de enlentecer el proceso es sincronizando nuestro estilo de vida con nuestras necesidades genéticas. Todos los días.

Y ¿qué hacemos todos los días para vivir? Nos alimentamos. Por ello, la nutrigenética es un área de estudio relevante en los procesos de envejecimiento y longevidad, porque los nutrientes tienen la capacidad de entrar en cada célula de tu cuerpo, atravesar el núcleo hasta el ADN, y así, comunicarse con los miles de genes que componen tus cromosomas.

1.2. ¿Qué es la nutrición?

A diario tomamos decenas de decisiones cuando comemos. ¿Nos saltamos una comida? ¿Cocinamos al vapor o con aceite? ¿Comemos las verduras crudas o cocidas? Son elecciones importantes porque cada proceso de preparación trae consigo el cambio, pérdida o aumento en la cantidad de nutrientes de un alimento. De hecho, afectamos la salud por medio de la alimentación desde el momento que escogemos un producto sobre otro en el supermercado, pues es lo que tendremos disponible en casa para comer. Alguna vez leí que una gota de agua tiene el poder de romper piedras si cae de forma constante sobre la superficie por un tiempo prolongado, no por la fuerza que tiene el agua, sino por la constancia con la que golpetea. Las pequeñas decisiones de estilo de vida que tomamos por periodos prolongados afectan igual a nuestra salud como los alimentos que comemos todos los días. ¿Diario consumes más de dos tazas de café cuando quizá tus genes no pueden metabolizar esta cantidad de cafeína? Dentro de algunos años podrías padecer de hipertensión y hasta sufrir un infarto. Gota a gota, día con día, el daño se establece incluso en decisiones tan simples como el consumo de esta bebida.

La nutrición es una rama de las ciencias de la salud que investiga los procesos bioquímicos y fisiológicos que suceden dentro de un organismo cuando ingiere un alimento. Éstos van desde analizar por qué se escogió ése en particular, a partir de variables como gustos, cultura, religión, información, factores políticos y económicos, hasta qué es lo que sucede una vez que el bocado está dentro del cuerpo de la persona: asimilación de nutrientes, absorción, cambios metabólicos y físicos, degradación de productos y síntesis de moléculas, almacenamiento y gasto de energía y excreción de los desechos.

El estudio de esta ciencia es interesante —y a veces frustrante—, porque en ella algunas máximas opuestas pueden ser igual de ciertas:

- Comer sal es malo porque aumenta el riesgo de hipertensión.
- Comer sal es la solución a problemas de salud importantes —como las migrañas—, sin poner a las personas en riesgo de hipertensión.

Ambas afirmaciones son ciertas: la sal mejora la salud de algunas personas y deteriora la de otras.

> Cuando estudias nutrición debes saber que estás aprendiendo el efecto de los alimentos sobre el promedio de la población mundial, no sobre cada persona en particular.

Todos nos salimos del promedio en una o más premisas básicas de la nutrición convencional para mantener la salud.

Por ejemplo:

- Comer cinco comidas al día (no a todos les funciona).
- Desayunar todos los días (depende de la persona).
- Evitar la sal (léase el ejemplo de arriba).
- Escoger una dieta vegana (según ciertos factores).
- Consumir 300 mg de cafeína es bueno para el corazón (o quizá te lleve a un infarto).

Lo complejo en el estudio de la nutrición es que todos los alimentos —y las personas— son diferentes. Si tomamos, por ejemplo, un tomate, sabremos que sus nutrientes varían dependiendo de la época en que fue cultivado, la tierra que se utilizó para hacerlo y, más importante, el proceso culinario por el que pasó antes de ser ingerido. Ni siquiera todos los tomates son iguales y, todo esto, surte un efecto diferente sobre la persona que los ingiere.

Además de lo anterior, cualquier alimento que estudiemos está compuesto por cientos o miles de moléculas químicas. No las conocemos todas; sin embargo, es posible identificar muchas y clasificarlas en componentes nutritivos y no nutritivos. Los primeros aportan energía y nutrientes esenciales para la vida sin los cuales se vería comprometida nuestra salud, pues sirven para procesos vitales (mantener huesos y músculos, por ejemplo). Por otra parte, los componentes no nutritivos de los alimentos no aportan energía ni son esenciales para vivir, pero pueden traer grandes beneficios si se ingieren de forma adecuada.

Los compuestos nutritivos se dividen en dos grupos según su tamaño y función: macronutrientes y micronutrientes. Los macronutrientes son moléculas de mayor tamaño que nos dan energía. Los micronutrientes son los compuestos que nos permiten utilizar la energía que los macronutrientes nos aportan. Si pensáramos esto como una bicicleta, los macronutrientes serían las ruedas, los pedales y el manubrio, mientras que los micronutrientes serían la cadena que permite el movimiento en sincronía de las piezas.

Así como todos los componentes son necesarios para el funcionamiento de la bicicleta, todos los macro y micronutrientes son necesarios para el funcionamiento óptimo de tu cuerpo.

Los macronutrientes se dividen en tres categorías: carbohidratos, proteínas y grasas. Seguro estos términos ya comienzan a parecerte más familiares porque cuando la gente habla de nutrición, cuenta cuántos carbohidratos come —o deja de comer— y si lo que hay en su plato es proteína y el tipo de grasa que usan.

Los carbohidratos son moléculas que nos aportan energía de uso rápido. Los podemos encontrar en frutas, verduras, cereales, leguminosas, algunas semillas y lácteos. Todos los alimentos que vienen de las plantas contienen carbohidratos.

Las proteínas también aportan energía, pero es de uso retardado. Cuando comemos proteínas nuestro cuerpo las deshace para usar sus componentes pequeños llamados *ami-*

noácidos, los que le dan estructura a nuestro cuerpo (forman músculo, células como las del sistema inmune y componentes para la oxigenación, por ejemplo). Podemos encontrar proteínas en todos los alimentos de origen animal, pero también en las leguminosas, cereales y verduras.

Las grasas son las que nos aportan más energía para utilizar a largo plazo, además de darles una protección externa a nuestras células. De hecho, gracias a las grasas, las neuronas se pueden comunicar mejor unas con otras.

En realidad, queremos y necesitamos de todo: energía, estructura, protección en las células. Por eso hay que comer de todos los grupos de alimentos. No hay duda. Pero para que logren ejercer sus funciones necesitan de los micronutrientes.

Las moléculas pequeñas que nos ayudan a utilizar la energía aportada por los macronutrientes se pueden dividir en dos tipos: vitaminas y minerales. Las vitaminas son componentes orgánicos; esto quiere decir que son creados por plantas o animales dentro de sus propias células. Los minerales son moléculas inorgánicas; se obtienen de la tierra o el agua; los absorben las plantas o los comen los animales, y ahora sí, al consumir nosotros estas plantas o animales, llegan a nuestro organismo para ejercer funciones específicas (como el selenio, que se obtiene del ajo y la cebolla y es un potente antioxidante en nuestras células). Los micronutrientes, en la analogía de la bicicleta, son la cadena. Una bicicleta, aun cuando tenga las llantas en su lugar, el manubrio correcto y los pedales, no puede andar si no hay una cadena que sincronice todo.

Los componentes no nutritivos de los alimentos no aportan energía, por lo tanto, no son esenciales para vivir. Son moléculas que se encuentran añadidas a los alimentos o como parte de su misma composición química. Aquí podemos señalar algunos que ayudan a mejorar ciertos procesos de salud y proteger nuestro cuerpo y otros que la pueden deteriorar. Si volvemos a la bicicleta, podrían ser el aceite de la cadena que ayuda a que ésta funcione mejor, pero también podrían ser la basura que se acumula en ella y la oxida. Los fitoquímicos, por ejemplo, son componentes de las plantas que han mostrado propiedades antioxidantes, anticancerígenas, hipolipemiantes, hipoglucemiantes, entre otras. Estos compuestos no son esenciales para dar energía y estructura a tu cuerpo, pero han mostrado optimizar procesos metabólicos internos y así prevenir el declive de funciones en los órganos. Por otro lado, hay componentes alimentarios dañinos que son utilizados en la producción de muchos alimentos que consumimos: tóxicos ambientales, aditivos, antibióticos, etcétera. De éstos también habrás escuchado.

Lo interesante de los componentes nutritivos y no nutritivos de los alimentos es que, a pesar de que unos son esenciales para vivir y otros no, todos afectan a tu genética y, por lo tanto, a tu salud. Pueden activar o inactivar genes; aumentan el riesgo o la protección ante una enfermedad. Por otro lado, tus genes te programan para necesitar más

—o menos— de algunos de estos componentes para prevenir su *senescencia* (la condición de senescente, o bien, de algo que empieza a envejecer), lo cual se relaciona con un envejecimiento más lento y quizá mayor longevidad.

La nutrición como ciencia no estudia las variantes genéticas, sino los efectos en la salud de la ingesta de los alimentos; mientras que las variaciones en las necesidades de éstos por genética y los efectos de los nutrientes sobre los genes le corresponden a la genómica nutricional o nutrigenómica.

1.3. La unión de dos ciencias: nutrigenética y nutrigenómica

Por lo general, la gente imagina a los investigadores o científicos como personas cuadradas, perdidas en números y fórmulas, cuando en realidad la mayoría son personas creativas que buscan y encuentran soluciones poco convencionales a los problemas que plantean. Son personas que se adaptan a las circunstancias de sus investigaciones y abren así el telón a nuevos descubrimientos. Todo avance en la ciencia comienza con la curiosidad de un investigador o con un error cometido en un laboratorio (como sucedió con la penicilina). Tal fue el caso del doctor José María Ordovás con la nutrigenómica.

Conocido como "el padre de la nutrigenómica", el doctor Ordovás, originario de España, llegó a la Universidad de Tufts, en Boston, Estados Unidos, a un laboratorio de nutrición donde lo que se estudiaba, en aquella década de los ochenta, era el daño ocasionado por la grasa a nivel cardiovascular. Era la época en que las grasas estaban vetadas de las recomendaciones nutricionales porque se había encontrado, en algunos estudios, la relación que existía entre su consumo y el aumento en el riesgo de sufrir un infarto. Estos estudios involucraron a países como Finlandia, Japón, Grecia, Estados Unidos, entre otros. Y como en cualquier investigación, comenzaron a surgir detractores de esta "verdad absoluta": científicos que, en sus pesquisas hechas en otros países, comprobaron que *esas* conclusiones no eran una realidad extrapolable, que las grasas *no* hacían daño. Por eso, dos máximas distintas eran igualmente admisibles:

- Quita las grasas de tu dieta y mejorarás tu salud.
- Sigue consumiéndolas y tu salud se mantendrá en estado óptimo.

En medio de ese debate, el doctor Ordovás se planteó la posibilidad de que quizá en los genes estuviera la respuesta o la única verdad absoluta, si es que la había. Fue un proceso largo, difícil y que implicó ir a contracorriente. Así se fundó la nutrigenómica.

Todo inició con el estudio del colesterol, esta grasa tan temida porque en mucha gente es causa de infartos. El doctor español analizó el gen APOE que se asocia con la cantidad de colesterol a nivel sanguíneo. Él y su equipo se dieron cuenta de que quienes tenían un genotipo específico del gen APOE presentaban mayores niveles de colesterol en la sangre que quienes albergaban otra variante del gen.

Lo anterior los llevó a investigar la prevalencia de los diferentes genotipos a nivel mundial para analizar su riesgo cardiovascular. Después, evaluaron diferentes alternativas para disminuir el riesgo de infarto; de eso no había duda: mientras más colesterol hubiera en la sangre, el riesgo de un infarto era más alto. No obstante, se dieron cuenta, después de varios intentos con diferentes técnicas, de que el efecto iba ligado al tipo de grasa y la forma del gen que poseían las personas. Consumir menos grasa saturada era de gran beneficio para quienes poseían una forma del gen, pero para los otros, esto no traía beneficio alguno. Por lo tanto, era cierto lo que unos países comprobaron sobre disminuir el consumo de grasas y la prevención de enfermedades cardiovasculares, pero también era cierto lo que otros investigadores defendían sobre la poca utilidad de esta estrategia nutricional.

Y ésta fue la primera de muchas estrategias que se han creado con base en los genes de las personas. Es así como nació la genómica nutricional, una ciencia prometedora cuyo objetivo es encontrar las estrategias individuales que lleven a una persona a vivir más y mejor. Esta ciencia comprueba que aquello que es una técnica de salud útil para un grupo, para otros podría ser el vehículo que los dirija hacia la enfermedad. Todos tenemos un código genético distinto y es por ello por lo que nuestra reacción a los nutrientes es diferente a la del resto de las personas.

La genómica nutricional se divide en dos ramas: la nutrigenómica y la nutrigenética, que se utilizan de manera conjunta para la atención personalizada en la prevención y el tratamiento de las enfermedades crónico-degenerativas como las cardiovasculares, diabetes, cáncer y padecimientos inflamatorios. Sin embargo, no se limitan a esto, pues también se han abocado a la prevención de padecimientos neurológicos y psiquiátricos.

La interpretación adecuada de la información que se obtiene de estas dos ciencias crea un mapa para dirigir tu vida en relación con la salud y te muestra cómo modificar el camino diseñado por tus genes si éste no te gusta. La finalidad de estas dos herramientas es conocer qué factores mantienen el funcionamiento adecuado de tus genes y qué los debilita, para que con eso puedas crear nuevas rutinas en torno al futuro que visualizas para tu vejez. Tomar en cuenta lo que estas disciplinas tienen que decir te ayudará a que tu genética no sea una condena: podrás silenciar muchas de las enfermedades que ya están escritas.

Imagina que llevas un cierto genotipo en el gen CYP1A2 que te predispone a un mayor riesgo de hipertensión cuando tu consumo de cafeína es mayor a 100 mg (una taza) diarios, y te das cuenta de que consumes más de la cantidad que tu gen es capaz de soportar a largo plazo. Con esta información, tendrías el poder de tomar una decisión informada:

o continúas tu ingesta de esta bebida sabiendo que a futuro podrás desarrollar hipertensión con alto riesgo de infarto, o disminuyes el consumo de cafeína y comienzas a preservar tu salud y la función de tu corazón con un menor riesgo de muerte prematura. De eso trata la nutrigenética: del análisis de los genes de una persona para evaluar su necesidad, mayor o menor, de componentes nutritivos y no nutritivos en su dieta.

¿Y qué es la nutrigenómica? Esta área de estudio evalúa qué componentes alimentarios pueden activar e inactivar varios genes —no sólo uno— y afectar de forma positiva o negativa la salud de las personas. El aceite de oliva extra virgen es un ejemplo de estudio de la nutrigenómica. Se ha asociado su consumo con una disminución en la síntesis de proteínas inflamatorias, pues este alimento contiene compuestos no nutritivos llamados *polifenoles*, que "apagan" genes de inflamación como el TNF o el IL6. Entonces, una persona con artritis reumática, psoriasis o cualquier otro padecimiento inflamatorio, al consumir aceite de oliva extra virgen puede retardar el progreso de su enfermedad y, así, envejecer de forma más saludable. Hay que recordar que todo lo que se ve (fenotipo) es porque ya está escrito en los genes (genotipo), pero no todo lo que está en nuestros genes necesariamente se presenta.

Estamos programados,
mas no condenados.

Este tipo de información es nueva. Hace años, estas enfermedades se veían como condenas de sufrimiento y muerte prematura. Hace unas semanas conocí a Georgina, de 50 años, una paciente que a sus 21 le diagnosticaron lupus eritematoso, un padecimiento autoinmune, es decir, en el que el cuerpo se ataca a sí mismo. En aquel entonces, le dieron una esperanza de vida de siete años; le dijeron que su enfermedad era imposible de controlar y que le esperaban años de agonía. Veintinueve años después de este diagnóstico, ha encontrado formas de seguir siendo independiente, funcional y saludable. Ella me buscó cuando supo que en México ya se hacían exámenes de genética, pues sólo había escuchado que se hacían en otros países. Su objetivo al buscar mi asesoría había sido encontrar qué otros ajustes de alimentación y estilo de vida podría seguir haciendo para retrasar el deterioro de su salud, continuar una vida funcional e intentar, en la medida de lo posible, silenciar este padecimiento por más tiempo. "Haremos un gran equipo", le dije, y procedí a tomar una muestra de sus genes para comenzar a cambiar su historia.

DOS

¡SOS!
Estamos programados
genéticamente

Además de: "¿Por qué me tocaron estos genes?", una pregunta que me hacen mis pacientes muy seguido es "¿Puedo programar los genes de mis hijos? ¿Puedo hacer algo para no pasarles las enfermedades recurrentes en mi familia?". La generación que actualmente está entre sus 20 y 50 años está sumamente interesada en su salud y le gusta hacer uso de herramientas nuevas que los lleven a ser más eficientes. Estas preguntas fueron las mismas que yo formulé en una clase de mi maestría en el 2011. Da cierta esperanza y sensación de control la palabra *programación* porque alguien debe encargarse de hacerla, ¿cierto? La respuesta de mi profesor hace 10 años es la misma que yo les doy a quienes se acercan a preguntarme esto:

No tenemos control sobre la forma en que pasaremos los genes a nuestros hijos, pero sí sobre la capacidad que éstos tendrán de presentar las enfermedades o mantenerlas silenciadas. Es decir, incluso si tu ADN lleva programada una enfermedad, no significa que la vayas a padecer, y eso depende de la protección que hayas podido obtener por parte de tus papás antes de nacer y que tú puedes mejorar —o empeorar— con tu estilo de vida.

2.1. Nuestros genes fueron asignados al azar

Las diferencias interindividuales son producto de las variaciones genéticas que existen, y esto lo puedes ver en tu familia. Quizá hay un hermano con ojos cafés y otro con ojos azules. Alguien en tu familia disfruta el sabor del café negro, amargo, sin azúcar, mientras que otros no pueden tolerarlo. Diferentes estaturas, la forma de las uñas y hasta el hecho de ser enérgico por la mañana o no poder levantarse de la cama. Todo esto, dentro de la misma familia, puede llegar a ser distinto, opuesto incluso. Y esto se debe a los genes y el azar al que fueron sometidos durante el proceso de división celular en la concepción de cada individuo.

La posibilidad de que tú fueras tú fue una en 1 000 millones. Sí, eres único desde el punto de vista científico: si tus padres biológicos no te hubieran concebido en el momento en que lo hicieron, en ese preciso día, minuto, tú no estarías aquí hoy. Somos una casualidad.

Platicamos en el capítulo anterior acerca de cómo tu material genético está compuesto de dos cadenas de ADN, una que heredas de papá y otra que heredas de mamá. Pero ¿cómo lo obtienes? ¿Dónde estaba el ADN? ¿Cuándo se creó? Todo esto es relevante porque al contestar estas preguntas te darás cuenta de que sí es posible modificar el comportamiento de los genes si se actúa a tiempo; es decir, puedes evitar que las enfermedades que están escritas en tu código genético se presenten.

Tu ADN viene empacado dentro de células sexuales, también llamadas *gametos*. En los hombres, de manera específica, reciben el nombre de *espermatozoides* y en las mujeres se conocen como *ovocitos*. A la gente le impresiona saber que ambas células comienzan a existir desde antes del acto sexual: es decir, las personas suelen pensar que los espermatozoides eyaculados se crearon en ese momento, o que el óvulo utilizado comenzó a existir apenas en ese ciclo, pero, en realidad, ambos llevan un proceso largo de formación, madurez y crecimiento que es diferente en hombres y mujeres.

Comencemos con los ovocitos, pues son los que por más tiempo han "cuidado" la cadena de ADN que contienen. Una mujer embarazada (1.ª generación) de una niña (2.ª generación) también está creando las cadenas de ADN de la 3.ª generación. A las nueve semanas de gestación, una bebé niña ya cuenta con millones de ovocitos que darán vida a sus futuros hijos. Así es, las mujeres no creamos ovocitos después de haber nacido, sólo les damos tiempo para madurar en forma de óvulo durante cada ciclo menstrual después de la pubertad.

> La mitad de tu ADN se formó desde que tu mamá era un bebé en el útero de tu abuela.

De forma mística, se cree que por esta razón muchas personas sienten una mayor conexión emocional con su abuela materna, pues la "conocen" desde hace tiempo.

Por otro lado, están los espermatozoides. Un hombre no nace con un número limitado de células sexuales, como las mujeres con los ovocitos. Ellos poseen la capacidad de crear estas células a partir de la pubertad. Todos los días crean nuevos espermatozoides. Sin embargo, éstos deben pasar por un periodo de maduración y crecimiento que dura tres meses. Aun con la espermatogénesis (creación de nuevos espermatozoides), un proceso que ocurre todos los días, ellos carecen del mismo control que las mujeres sobre los genes que vendrán empacados en estas células. Ésta es responsabilidad del azar. Sin embargo, algo sobre lo que sí tienen control, y que es de suma importancia para la salud de sus futuros hijos, es sobre la división celular, un proceso por el cual pasan los espermatozoides para lograr que la cantidad de cromosomas que tengan sea la adecuada.

La división celular es un proceso mediante el cual de una célula madre se forman, al menos, dos nuevas células hijas. Existen dos formas de este proceso: *mitosis*, en la que se forman células idénticas y sirve para el crecimiento (por ejemplo, cuando vas creciendo y necesitas las mismas células para formar un órgano), y *meiosis*, en la que de la célula madre salen cuatro células diferentes. Esta última es por la que pasan los gametos de hombres y mujeres y es donde los genes se dividen al azar.

1. En la meiosis, una célula madre en primer lugar multiplica sus 46 cromosomas para tener un total de 92.

2. Después, ocurre la primera división que resulta en dos células de 46 cromosomas de nuevo, pero su material genético se copió al azar, por tanto, son dos células diferentes.

3. Aquí se da lugar a una segunda división, en la que las dos células nuevas de 46 cromosomas se dividen por la mitad, cada una en otras dos de 23 cromosomas.

4. Tenemos, al final, cuatro células hijas, de 23 cromosomas cada una, que se deben juntar en la concepción

con otro gameto para así comenzar a formar un individuo nuevo.

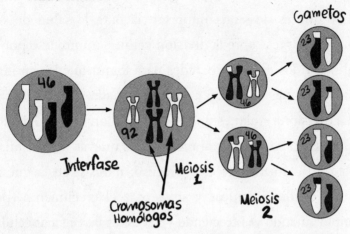

Fuente: Cortesía de la autora.

La meiosis es un proceso complejo que no se ha logrado comprender del todo. Lo que sí se tiene claro es que su correcta ejecución depende de que exista una gran variedad de nutrientes que otorguen protección al ADN mientras se divide. Los más importantes son las vitaminas B9 y B12 (folato y cianocobalamina, respectivamente), pues éstas funcionan como *gatekeepers* (guardianes) para que la división sea pareja en cuanto a número de cromosomas. Cuando esto no ocurre, se da origen a síndromes como el de Down, donde hay 47 cromosomas, o el de Turner, donde se tienen 45 cromosomas, y ambos conllevan dificultades de salud diferentes.

No tiene sentido querer cambiar tus genes o lamentarte por las versiones genéticas que al azar te heredaron tus padres. El código que corre dentro de ti dando indicaciones sobre tu salud y tu aspecto físico (color de cabello, ojos, ubicación de lunares) es imposible de modificar. Estamos programados y todo fue producto del azar.

2.2. El estilo de vida de nuestros papás nos protegió (o empeoró la situación)

Donde sí vale la pena enfocar nuestra atención es sobre el estilo de vida y la alimentación que tenemos hoy. A mi consultorio llegan parejas que buscan empezar una familia. La razón de que hayan solicitado una asesoría conmigo se debe a que muchos han escuchado mi TED Talk de 2017 llamada "Pasa la mejor versión de ti", en la que hablo sobre cómo el estilo de vida de ambos padres, previo a la concepción, puede impactar, de manera positiva o negativa, sobre la salud de sus futuros hijos. Lo que quieren mis pacientes es formar esa "mejor versión" de sus genes con tiempo y, sobre todo, con conocimiento. Jamás pensé que una plática de 17 minutos pudiera generar tanto impacto, y es algo por lo que me siento muy agradecida.

Hasta el momento hemos hablado de genética, de tu ADN. Este código que está escrito con la combinación de cuatro letras (A, G, T, C) a lo largo de dos cadenas y, además, con tinta indeleble, por lo cual, no lo podemos cambiar. Aunque nacemos con la programación de todas las enfermedades (no infecciosas) que podríamos padecer en nuestra vida, el hecho de que no estemos condenados a presentarlas desde la infancia se debe a que nuestros padres tuvieron el poder de ponerles "candados" a ciertos genes y protegernos. Después de eso es nuestra responsabilidad mantenerlos cerrados para salvaguardar nuestra salud.

Por encima del *genoma*, el conjunto de genes, tenemos el *epigenoma*, un conjunto de compuestos químicos cuyo propósito es impedir o acelerar la función de los genes, como el de expresar una enfermedad. Yo describo estos compuestos, o marcas epigenéticas, como candados que se pueden abrir y cerrar con la información que reciben del entorno que los rodea, como la que obtienen de los componentes nutritivos y no nutritivos de los alimentos y nuestro estilo de vida.

Existen diferentes candados que conforman el epigenoma. El más conocido es el de la *metilación*, que implica poner un compuesto químico llamado *metilo* sobre los genes para silenciarlos. Algo que es importante mencionar es que nuestros mecanismos epigenéticos, aún no comprendidos del todo, son sabios y sólo silencian genes de riesgo, por lo cual, mientras mayor cantidad de grupos metilo podamos colocar y mantener, con más certeza podremos asegurar un mejor envejecimiento y una mayor longevidad. Son tantos los mecanismos que ponemos en marcha dentro de nosotros cuando decidimos cuidar nuestra salud que somos capaces de programar el epigenoma de nuestros futuros hijos con las acciones diarias que hoy tomamos. Agregar grupos metilo a tu ADN es una forma de "mejorar tu versión" para después pasar lo mejor de ti, ya que cuando tiene lugar el proceso de división celular, no sólo se hace una copia de tu genoma, sino también de tu epigenoma.

Veámoslo como hijos: así podremos comprender cómo es que nuestros padres nos pudieron proteger de las enfermedades o condenarnos a ellas (obvio, sin querer). Cuando el espermatozoide y el óvulo maduran se comienza a formar su epigenoma.

> Tu riesgo o protección de varios padecimientos puede ser mayor o menor dependiendo de lo que tus papás hayan hecho durante la maduración de sus células sexuales, que se lleva a cabo tres meses previos a la concepción.

Si su estilo de vida en esos momentos fue adecuado y saludable, formaron en ti una defensa por medio de marcas epigenéticas; pero si su estilo de vida no fue el más óptimo, quizá tus riesgos a diversas enfermedades sean mayores.

No tiene caso juzgar lo que hicieron o dejaron de hacer para protegernos, pues hay que tomar en cuenta que esta información, además de que lleva existiendo menos de 20 años, es compleja y rara vez llega a oídos de la población general. Entonces, regresamos una vez más a la segunda pregunta que más me hacen mis pacientes: "¿Puedo programar los genes de mis hijos?". No los puedes programar, pero sí puedes protegerlos de las enfermedades que están escritas en ellos. Tienes la capacidad de modificar el funcionamiento de su ADN dedicando tan sólo tres meses de tu vida, previo a la concepción, a formar la mejor versión de ti para que ellos puedan gozar de una vida saludable.

Me quedaría muy corta si sólo relaciono lo anterior con la alimentación, como las vitaminas B9 y B12, aunque éstas actúan de forma directa sobre los grupos metilo. El epigenoma cambia con el estilo de vida que llevamos: desvelos, estrés, actividad física, uso de sustancias adictivas... Existen estudios en animales que muestran cómo no sólo se heredan los riesgos de enfermedades, sino también los miedos, que se pueden ir transmitiendo de generación en generación. En uno de estos experimentos, colocaron a ratonas embarazadas y hambrientas frente a un alimento con un aroma que las atraía, pero, al llegar a probarlo, recibían una pequeña descarga eléctrica. Cuando nació la siguiente generación, que vivió esta experiencia dentro del útero, mostró miedo de acercarse al mismo alimento, incluso cuando nunca experimentó el castigo directamente ni vio a la generación anterior hacerlo. La tercera generación de ratones de esa familia siguió experimentando este miedo y no se acercó al alimento. Podemos concluir que el ADN no se modifica, pero sí la expresión y funcionamiento de los genes, para bien o para mal, y estos mecanismos de epigenética pueden prevalecer por varias generaciones.

En seres humanos, se ha evidenciado algo similar. Al hacer estudios transgeneracionales en personas sobrevivientes al

Holocausto y sus familiares, resultó que las generaciones más jóvenes mostraron signos de ansiedad y desórdenes obsesivos compulsivos de forma más común que otras personas de la misma edad sin padres o abuelos sobrevivientes a esta tragedia. Lo mismo se ha estudiado en hijos de soldados de la guerra de Vietnam, y más recientemente, en mujeres embarazadas que sobrevivieron los ataques del 11 de septiembre de 2001 a las Torres Gemelas en Nueva York. Se habla hoy sobre cómo el estrés, la ansiedad y el *burnout* son las enfermedades más prevalentes de este siglo y, desde el punto de vista genético, podemos concluir que ello se relaciona con lo que vivieron nuestros antepasados en las épocas de guerra, esclavitud o hambruna.

> Para mejorar la salud de las siguientes generaciones, debemos trabajar de manera continua en nuestra salud emocional, pues ésta impacta en nuestros genes tanto como los alimentos.

De nuestros padres no sólo heredaremos el ADN, sino también su estilo de vida, y éste tendrá un impacto profundo en nuestra salud. Es por ello por lo que una asesoría preconcepcional es una excelente idea. Es esencial saber todo lo que puedes hacer para pasar la mejor versión de ti a tus hijos, en especial cuando vienes de una familia con enfermedades que se pueden prevenir con el estilo de vida, como diabetes, hipertensión, cáncer o depresión. Tienes la oportunidad de proteger a tus futuros hijos de enfermedades si, durante al menos tres meses previos a la concepción, tomaste suplementos de vitaminas B9 y B12, si mantuviste un manejo de estrés adecuado, si realizaste actividad física, si tuviste una higiene de sueño adecuada y, además, si te alejaste del humo del cigarro y las bebidas alcohólicas. Son 90 días que valen la pena para proteger toda una vida.

2.3. Los riesgos en la genética

Hago hincapié en esto:

> Cuando hablamos de genes, hablamos de riesgos, no de condenas.

Esto es importante porque la mayor parte de las enfermedades comunes hoy tienen un componente genético, pero necesitan de un disparador ambiental para presentarse. *Genetics loads the gun, but lifestyle pulls the trigger.* Es decir, si el ambiente provoca al gen, la enfermedad se presentará. De lo contrario, no.

En un artículo publicado en 2016, titulado "13 Anonymous Genetic Superheroes Walk Among Us", se relata cómo dos investigadores, Stephen Friend y Eric Schadt, se dieron cuenta de que para poder prevenir enfermedades, más que analizar a la persona ya enferma, debían analizar a las personas saludables que, aun con los genes de riesgo, habían podido evitar el destino fatalista al que su ADN los dirigía. Analizaron, en diversas bases de datos genéticas, el genoma de más de medio millón de personas. Buscaron en personas saludables combinaciones genéticas que, en principio, condenarían a quien las posee a una vida de enfermedad, sin importar su estilo de vida, y encontraron a 13 individuos que no mostraban ni un signo de enfermedad. Los llamaron *superhéroes genéticos*, porque de alguna manera habían logrado salvar su vida de una muerte prematura o años de malestar. Expandieron su investigación y encontraron individuos cuyo ADN los predisponía a sufrir de alzhéimer y no lo padecían; asimismo, hallaron a otra persona con un gen resistente a VIH, con lo cual se han podido explorar nuevas formas de medicación contra este virus. Los superhéroes genéticos están ahí afuera, y todos nos podemos convertir en uno.

Todas las enfermedades que puedes llegar a padecer en tu vida —que no sean infecciosas— ya están escritas en tus genes. Tus papás te heredaron esta cadena de ADN al azar, sin poder decidir lo mejor para ti, pero también te mandaron —o no— protección ante los riesgos. Sin saber si lo estaban haciendo bien, te heredaron una copia de su epigenoma. ¿Es probable que éste no haya sido el mejor? Sí, pero lo hicieron con la información disponible en ese momento. Si tu epigenoma y los candados que lo conforman son débiles, te toca convertirte en tu propio superhéroe genético, y lo puedes comenzar a hacer hoy, dándoles a tus genes las señales adecuadas para mantener su función y estructura. Yo tengo el gusto de conocer a varios superhéroes y me impresionan sus historias.

2.4. ¿Cómo disminuir los riesgos gracias a la alimentación?

Ale Fuerte es una paciente que atendí hace cuatro años. Era una mujer joven que acababa de tener a su bebé cuando la vi en el consultorio por primera vez. Como muchos, llegó preocupada, con los ojos tristes, y comenzó a contar la historia de cómo le acababan de diagnosticar artritis psoriásica. Esta enfermedad, como el lupus de Georgina, es autoinmune, lo cual implica que el cuerpo ataca los tejidos sanos. Este tipo de artritis es dolorosa pues se forman parches rojos con ámpulas que causan rigidez e inflamación en la piel y por dentro de las articulaciones. Puede llegar a ser incapacitante por el dolor que causa. En la actualidad no existe una cura, así que el objetivo del tratamiento es mantener silenciada la enfermedad el mayor tiempo posible. Ale llegó conmigo por indicación de su médico. Él le sugirió bajar un poco de peso para utilizar una dosis menor de un medicamento que, en dosis altas, ocasiona efectos adversos que desgastan la calidad de vida de las personas, como vómitos, náuseas, diarrea, etcétera. Después de hacer algunos cambios en su alimentación y escuchar uno de mis podcast, en el que menciono la posibilidad de silenciar algunas enfermedades con una dieta personalizada para el ADN, se acercó conmigo.

Sentí una gran responsabilidad mientras escuchaba su historia. Me vi reflejada en ella porque yo estaba embarazada en ese momento. Además, la psoriasis corre por el ADN de mi familia, y esto aumenta la posibilidad de que también esté escrita en mis genes. Esta enfermedad, también autoinmune, suele desencadenar la artritis psoriásica en la mayoría de los pacientes. Ale y yo somos de la misma edad. Mientras analizaba su caso, pude ver mi historia dentro de un año, pues el embarazo es una etapa de gran desgaste físico y pérdida de nutrientes, un momento en el cual el epigenoma se puede debilitar y los genes pueden comenzar a expresar enfermedades, como fue el caso de Ale Fuerte después de su embarazo.

Ella, comprometida con su salud, decidió hacerse un examen de nutrigenética. Quiso conocer lo que estaba escrito en sus genes para ser lo más precisa posible con los nutrientes que ingería. Enviamos su muestra de ADN y esperamos los resultados. Este examen analiza genes relacionados con el metabolismo y la necesidad de carbohidratos, proteínas, grasas, vitaminas, minerales y hasta algunos antioxidantes; busca conocer la cantidad y tipo que se debe consumir de cada uno de ellos con el fin de preservar la salud. Cuando comparamos su dieta cotidiana con la ideal para su ADN, nos dimos cuenta de que eran diferentes y era necesario hacer varios cambios.

Olvídate de la protección que te pasaron tus papás. ¿Qué puedes hacer hoy para preservar tu salud? Darles a tus genes lo que saben y pueden metabolizar según la programación que tienen. Tu ADN habla un idioma que no es el mismo que el de tus hermanos ni el de tus papás. Es un idioma propio que se debe analizar para lograr que la comunicación que tenemos con nuestro cuerpo, por medio de los alimentos, sea óptima.

Ale tomó esta decisión con un poco de escepticismo, pues yo le diseñé recomendaciones contrarias a lo que todas sus amigas le decían que debía comer. Unas le decían que debía llevar una dieta estilo cetogénica, sin carbohidratos y alta en proteína animal; otras hablaban sobre ayunos prolongados. Yo le dije que sus genes necesitaban una dieta estilo mediterránea, alta en carbohidratos y baja en proteína animal. Ella se rehusaba a creer que los carbohidratos le ayudaran a bajar de peso y mejorar su salud. "Ale, confía en mí, esto es lo que mejor te va. Vamos a silenciar esto de una vez por todas", le dije al despedirme de ella.

Cuatro semanas después la recibí, después de su cita con el reumatólogo. Sus ojos estaban irritados, era claro que había llorado. Me preocupé, bajé la cabeza, no sabía qué hacer. Al pasarla y sentarla en mi oficina me dijo que, en efecto, acababa de salir de su cita con el médico, y que la enfermedad había sido silenciada. ¡Su llanto era de felicidad! Sus exámenes sanguíneos no mostraban inflamación celular y no había sentido dolor desde hacía 20 días. Su energía había mejorado, ya podía cargar a su bebé sin el dolor que esto le generaba —tanto físico como emocional—. Ale se convirtió en su propia superheroína genética. Estaba ya en camino a utilizar medicamentos de por vida y padecer dolor constante, pero al escoger alimentos que hablaban el mismo idioma que su ADN, pudo entender a su cuerpo, su cuerpo a ella, y su vida mejoró. Sí, continuará con revisiones periódicas toda la vida, pero ya sabe cómo silenciar aquello que está escrito en su ADN por medio de su alimentación.

Así como Ale, todos tenemos el poder de convertirnos en nuestros superhéroes genéticos. Sólo tenemos que comprometernos con esta tarea. Aun cuando tus genes quieran expresar riesgos, aun cuando tus padres no te hayan heredado protección epigenética, tú tienes el poder de cambiar la narrativa. Tienes el lápiz y el borrador que pueden actuar sobre tu epigenoma y modificarlo para crear tu mejor versión y, si lo deseas, entonces pasarla a la siguiente generación.

TRES

Calma, no estamos condenados a la enfermedad

De manera constante, les enviamos señales a nuestros genes sobre cómo deben interactuar con el ambiente que los rodea para ayudarnos a sobrevivir. Una forma de comunicarnos, muy efectiva, es por medio de los alimentos y las rutinas que conforman nuestro estilo de vida. Dentro del núcleo de nuestras células, donde se resguarda el ADN, contamos con receptores de señales de los componentes nutritivos y no nutritivos de la dieta. Estos receptores reciben instrucciones que se traducen en una expresión o supresión de los genes. En ocasiones, por más que buscamos un resultado favorable para nuestra salud, ésta se deteriora debido a que las señales que enviamos no son las correctas.

> Si conocemos nuestra genética, y la comprendemos bien, sabremos enviar señales adecuadas que retrasen el envejecimiento y nos protejan de enfermedades crónicas.

Hoy es posible hacerlo. Hace unos años no lo era, y no sólo porque no existía esta información, sino porque la salud también se ha visto influenciada por conflictos políticos que han afectado el abasto de alimentos. Un ejemplo es la Segunda Guerra Mundial, que perjudicó la salud de los holandeses durante varias generaciones.

Durante la Segunda Guerra Mundial, Holanda intentó ayudar a los aliados contra Alemania sin saber que tomaría la peor decisión para sus pobladores, una que hasta hace algunos años seguía mostrando efectos devastadores sobre su salud. Alemania tomó venganza y detuvo el suministro de alimentos por tierra durante el invierno, así como el suministro de gas; se conoce como "el invierno de la hambruna holandesa", pues con las bajas temperaturas, los canales sobre los cuales se asienta este país se congelaron, y su acceso a alimentos fue nulo, y en caso de tenerlos, no los podían cocinar. Además de incontables muertes por hambre en toda la población durante aquel invierno de 1944, las mujeres embarazadas y sus hijos sufrieron graves consecuencias, que fueron desde abortos espontáneos y muertes perinatales hasta otros efectos que no fueron evidentes sino hasta décadas después. El grupo de niños nacidos de mujeres embarazadas durante la hambruna comenzó a ser de gran interés en la ciencia y su estudio demostró el efecto negativo en el ADN de esta decisión política del gobierno holandés que los llevó a quedarse sin alimento: marcas epigenéticas débiles que trajeron como consecuencia que estos niños, en la edad adulta, presentaran una alta prevalencia de diabetes, infartos, esquizofrenia o depresión. La falta de nutrientes para los bebés en formación fue tan grande que su epigenoma se debilitó. La desnutrición y estilo de vida en la mujer embarazada deja huellas hasta por tres generaciones.

Hoy estas enfermedades son cada vez menos comunes entre los holandeses, cuya alimentación actual está basada en plantas (lo cual es congruente con las necesidades genéticas generales de este grupo de personas), y su estilo de vida se distingue por una gran cantidad de movimiento y balance entre trabajo y vida personal, es decir, en términos de salud emocional tienen una gran protección. Las generaciones de holandeses que parecían estar condenadas a aquellos padecimientos cambiaron su rumbo gracias una mejor toma de decisiones respecto a su salud. Ellos son un ejemplo para el mundo de cómo una generación es capaz de cambiar, para bien y para mal, el destino de las siguientes.

Algo que también sucedió en los años cuarenta fue que mis abuelos paternos dieron a luz a su primer hijo, Lucas Ponce, el primero de seis varones nacidos vivos, pero de diez embarazos, es decir, mi abuela perdió cuatro o cinco hijos (la historia no está muy clara). Lo que sí sé, y que es de gran relevancia, es el orden en que nacieron mis tíos: después de Lucas siguieron otros dos hombres, luego hubo cuatro embarazos perdidos (se dice que uno de ellos era gemelar), y al final, otros tres hombres nacidos vivos. Mi papá fue el último de ellos. Todo esto en un periodo de once años.

Mi interés por la nutrigenética y el epigenoma tiene gran relación con la historia de mi familia. Mi papá y la mayoría de mis tíos han muerto de infartos. El orden de su muerte, para mí, ha sido alucinante. Primero murió el quinto hijo, luego el cuarto y el tercero, después de ellos siguió mi papá, el sexto, y hace poco falleció mi tío, el segundo. El único que sigue vivo el día de hoy es Lucas. El primer hijo. ¿Por qué?

La familia Ponce puede ser objeto de estudio por su epigenoma, pues las muertes de los hermanos son, desde un análisis simplista, consecuencia de una protección epigenética deficiente. Si bien mi abuela no pasó por un periodo de hambruna, en aquel tiempo la suplementación de vitaminas (B9, ácido fólico) no existía, tampoco las recomendaciones sobre qué comer durante el embarazo, y mucho menos se sabía que lo ideal para la salud de los hijos es esperar un año y medio entre un embarazo y otro. Se debe dar un espacio adecuado para que la mujer pueda recuperarse del estrés físico que este periodo implica.

El cuerpo de la mujer debe dividir los alimentos entre ella y su bebé, y desde aquí la protección materna comienza, pues su cuerpo decide enviar la mayor cantidad de nutrientes a su hijo. Esto significa que la mujer tendrá un déficit de nutrientes conforme avancen los embarazos si no tiene el tiempo y cuidado adecuado para recuperarlos. Y esto, para el siguiente bebé, significa menor cantidad de vitaminas, minerales y antioxidantes que aseguren protección epigenética ante los riesgos escritos en su ADN.

La respuesta a la pregunta de por qué mi tío Lucas sigue vivo es porque él contaba con un epigenoma de más calidad que el resto de sus hermanos. Sin duda, obtuvo lo mejor de mi abuela por ser el primer embarazo de una mujer joven. Lo cual me lleva a otra pregunta: ¿por qué mi papá vivió más tiempo que sus hermanos mayores si fue el que peor protección epigenética recibió? Era el sexto hijo, pero el décimo embarazo. Nació cuando mi abuela tenía 43 años y llevaba 11 años concibiendo hijo tras hijo. Creo que tanto Lucas como mi papá tomaron decisiones que cambiaron el destino que sus genes pintaban. Por un lado, mi tío goza de protección epigenética y, a diferencia de los demás, nunca ha fumado. Ésa fue la gran decisión, no mandar señales que debilitaran su protección, contrario al resto de mis tíos que con el humo del cigarro abrieron cualquier candado puesto en sus genes. Por otro lado, mi papá, con poca protección epigenética, una alimentación alta en nutrientes, diferente a la de mis tíos, y su gusto por la actividad física, conservó y protegió lo más que pudo sus marcas epigenéticas. Aun así, murió pronto, a sus 64 años. Con los estudios de genética que tengo, estoy convencida de que el cigarro, su estrés, falta de descanso e ingesta de café fueron los grandes culpables.

Las decisiones que tomamos en nuestra vida modifican el destino escrito en nuestros genes. Tienes el control de reescribir el camino que tu salud tomará, sin importar la protección epigenética que heredaste de tus padres. Puedes, como tu propio superhéroe, salvarte de una muerte prematura, una vejez de agonía por enfermedad y convertir tu longevidad en años que se disfruten.

Ojalá esta ciencia hubiera existido tiempo antes. Ojalá esta información les hubiera llegado con mayor anticipación a mi papá y a mis tíos que ya no están. O a muchas personas que seguro pasaron por tu mente mientras leías estas páginas. Quizá si ellos hubieran sabido cómo su estilo de vida y sus elecciones de nutrientes acelerarían sus enfermedades o la muerte, seguro habrían tomado decisiones distintas. Quizá si mi abuela hubiera sabido que debía darse tiempo de recuperar sus nutrientes entre un bebé y otro, la protección epigenética de mi papá hubiera sido diferente. Y si esto último hubiera pasado, yo no estaría escribiendo este libro, ya que mi padre nunca habría sido concebido en esas circunstancias. Pero todo pasa por algo, ¿no?

3.1. ¿Genes malos o genes inadaptados?

Hay quienes califican los genes como buenos o malos. Sin embargo, catalogarlos de esta manera es un error. La razón de estudiar e identificar variantes genéticas en un individuo es saber qué lo hace único y qué puede hacer para mejorar su calidad de vida y retrasar el envejecimiento. No obstante, no basta con sólo conocer los genes; es necesario también saber qué los modifica o detona sus reacciones. Por lo tanto, si queremos mejorar la salud de una persona, debemos tomar en cuenta su información genética al igual que su estilo de vida o el ambiente en el que se desenvuelve. La manera en que vivimos es importante porque define el funcionamiento del ADN y porque, a diferencia de nuestros genes, podemos modificarla a favor de nuestra salud.

En lo que respecta a la nutrición, el metabolismo y las enfermedades crónicas, no hay genes malos. Algunos problemas de salud (hipertensión, diabetes, algunos tipos de cáncer) se presentan porque el ambiente que rodea a las personas no es el adecuado para su genética. Un ejemplo de esto son los menonitas con daño cerebral proveniente de la fenilcetonuria, el cual no ocurre de manera directa por su gen, sino por su ingesta de fenilalanina, que, si se evitara, no causaría ningún daño. Es decir: la sustancia activa al gen.

Otro ejemplo es el grupo indígena pima, una población que vive en la frontera entre el estado de Arizona, en Estados Unidos, y los estados de Sonora y Chihuahua, México. Su caso se ha estudiado a profundidad por la gran prevalencia de diabetes mellitus tipo 2 que desarrollan luego de que migran a las ciudades. Es tan común que sus genes han sido catalogados como "de riesgo". Los pima poseen variantes genéticas que les ayudan a ahorrar energía. Sus cuerpos "ahorran" todo lo que ingieren, lo que en el pasado era usado para ejecutar las actividades que les permitieran sobrevivir en la ubicación geográfica que solían habitar, como cultivar sus alimentos, caminar demasiados kilómetros para acceder a fuentes hídricas y cocinar de la forma en que lo hacían. Es como si vivieran en constante modo de supervivencia. Su genética guarda una estrecha relación con ese estilo de vida. Si no vivieran en el ambiente al que están sometidos ahora en las ciudades (sedentarismo, alimentos industrializados), nunca habrían desarrollado tal enfermedad. Sus genes no son malos, sino que desentonan con el nuevo ambiente en el que algunos de ellos han decidido vivir.

Si seguimos pensando que los genes son buenos o malos, estaremos eliminando cualquier esperanza de lograr una buena salud para las personas en general. En el caso de los pima, seguiríamos pensando que están "destinados" a padecer una enfermedad crónico-degenerativa como la diabetes tipo 2, cuando en realidad podrían evitarla, aun viviendo en una ciudad, manteniendo un gasto de energía adecuado mediante la actividad física.

Hace unos años atendí a un paciente japonés. Llegó conmigo seis meses después de haberse mudado a México. Me dijo que al llegar se sentía como siempre; sin embargo, tres meses después comenzó a sentirse fatigado y a padecer problemas intestinales. Se hizo exámenes de sangre y éstos arrojaron como resultado niveles elevados de glucosa, triglicéridos y colesterol. Nunca le había pasado y no recordaba que hubiese una historia familiar de dichos padecimientos. Además, dijo, su abdomen estaba aumentando en diámetro y su ropa ya no le quedaba como antes.

Después de consultar con una nutrióloga, ésta le quitó todos los carbohidratos de su dieta para bajar los niveles de glucosa. Dejó de comer alimentos que había incorporado desde que se mudó al país y que no comía antes: pastas, refrescos, tortillas y frituras, muchas frutas, y otros carbohidratos que ya ingería de forma regular, como arroz y frijoles. Durante cuatro semanas siguió una dieta basada en proteínas animales y grasas, pero eso sólo empeoró los resultados de sus exámenes bioquímicos y aumentó su cansancio.

Durante nuestra entrevista, me comentó que él era el primero de su familia en salir de su país y que toda su ascendencia era japonesa. "¿Qué comías en Japón?", le pregunté. Me explicó cómo era su dieta: alta en arroz blanco y frijol de soya, con gran consumo de pescado y verduras de temporada, así como baja en otras proteínas animales. "Regresemos a lo básico. ¿Es posible para ti obtener estos alimentos aquí?", le pregunté. "Sí, sólo que ya me gustan mucho los tacos", me respondió con una sonrisa. Le sugerí suspender por un mes los alimentos que había incorporado en México y regresar a sus costumbres, así como repetir los estudios de sangre. "¿Segura que voy a mejorar? Todos me han dicho que no coma arroz", me dijo. Comprendí su confusión, pero él también entendió mi sugerencia y su lógica. Un mes después, su estado de salud había mejorado. Su glucosa, triglicéridos y colesterol se hallaban ya en niveles normales. Mi siguiente recomendación fue que disfrutara la comida mexicana con moderación, pero que mantuviera su dieta de antes, y que repitiera los estudios de sangre cada cuatro meses.

Si un grupo poblacional carece de la habilidad genética de metabolizar de manera adecuada algún macronutriente, ¿deberíamos decir que se encuentra en riesgo de padecer una enfermedad? ¿O es su constitución genética normal? La mayoría de los japoneses tiene el gen IRS1 con la variante C, lo cual disminuye su habilidad de utilizar la glucosa e insulina de manera adecuada, pero sólo cuando consumen una alta cantidad de grasa saturada (como la de los tacos en México). Si de forma constante ingieren alimentos fritos o carne roja, su glucosa, colesterol y triglicéridos se disparan a niveles patológicos, como fue el caso de mi paciente, cuya salud, después de modificar el ambiente —la dieta—, volvió a la normalidad. ¿Podríamos decir que los japoneses tienen mayor riesgo de padecer enfermedades crónico-degenerativas? Sólo cuando su alimentación no va acorde con sus genes. De nuevo: no hay genes malos, sólo aquellos que no están en sintonía con su entorno.

3.2. Las decisiones que tomamos cambian nuestro rumbo

Tony fue mi alumno en la carrera de Medicina. Es una persona amable, sonriente, querida por todos. A las personas les gusta tenerlo cerca porque saca lo mejor de cada uno. Una mañana me sorprendí cuando lo vi en mi consultorio. Había solicitado una cita para asesoría nutricional. El Tony que yo veía feliz en sus clases se presentó conmigo y, mostrando su lado vulnerable, me contó de los estragos que sufría con su salud, pues en los últimos años había ganado peso de manera incontrolable.

Como estudió Medicina, sabía sobre metabolismo, y, con lo que él había investigado, había pensado que un plan sin carbohidratos era la mejor opción para perder peso. Por medio de su alimentación, mandó señales a sus genes que debían resultar en un gasto calórico, no en un ahorro de energía en forma de grasa. Se sentía desesperado. La decisión de elegir dietas bajas en carbohidratos, al parecer, había dañado su salud, y se lo hice saber. Para comprobarlo, le pedí hacerse algunos estudios de sangre. "Debemos saber en dónde nos encontramos con tu glucosa e insulina, para definir qué rumbo debemos tomar con los alimentos", le dije. Confirmé, días después, que había desarrollado resistencia a la insulina.

Todos los genes de nuestro cuerpo poseen funciones diferentes. Existen algunos que definen estructuras, otros que determinan el buen o mal funcionamiento de los órganos, otros que son de riesgo de enfermedades y otros —los más importantes en mi área de estudio— que nos hablan de la interacción que hay entre lo que comemos y el efecto que tendrá en nuestro cuerpo. Son los genes relacionados con el metabolismo, y no sabemos cómo funcionan en cada persona, pues incluso cuando se conocen las rutas metabólicas generales que siguen los nutrientes cuando los ingerimos, cada organismo puede desarrollar rutas específicas.

Tony había fundamentado bien su investigación en torno a qué consumir para disminuir su peso. Es común que las personas induzcan un gasto calórico en su cuerpo cuando consumen una menor cantidad de carbohidratos y energía. Eso sucede con la mayoría, eso es lo normal. ¿Por qué en él no sucedió así? ¿Cómo fue que él desarrolló una resistencia a la insulina dejando de comer carbohidratos? Por su genoma. Después de hacer su examen nutrigenético nos dimos cuenta de que en él los genes metabólicos enviaban señales que no eran compatibles con su dieta actual alta en proteínas, por lo cual se decidió hacer un cambio. El objetivo no era bajar de peso, sino detener la progresión de su resistencia a la insulina. Tony no quería ser diabético.

Tres meses después, los resultados de los exámenes de sangre de Tony mostraron una gran mejoría metabólica, ya no tenía resistencia a la insulina y comenzó a acercarse al peso que él buscaba, pero ahora sin restringir alimentos y disfrutando sus comidas. El genoma de Tony, tal como su personalidad, era todo menos ordinario, y su gasto energético no seguía un patrón común cuando se disminuían los carbohidratos de la dieta. Tony sólo necesitaba encontrar la cantidad de carbohidratos, proteínas y grasas que sus genes pudieran aceptar y procesar para detener el riesgo de diabetes.

Como dije antes, los holandeses cambiaron el rumbo de toda una generación dos veces: la primera, cuando pasaron por una hambruna que debilitó su epigenoma, y la segunda, cuando las personas se dieron cuenta de la causa y modificaron su alimentación para salvar a las siguientes generaciones de ciertas enfermedades. Mi tío Lucas mantuvo la protección que le dio mi abuela cuando decidió nunca fumar; mientras que mi papá mejoró su epigenoma por medio de la alimentación, y, aunque murió joven, vivió más de lo esperado. Y ahora Tony, como otros pacientes que he tenido el honor de atender, cambió su camino hacia una enfermedad crónica cuando decidió elegir un tipo de alimentación diferente a lo común, pero adecuado para él.

Podemos cambiar el rumbo de la historia que nuestros genes han programado; somos la primera generación en poder hacerlo de manera organizada y con base científica. Mientras que mi papá y mi tío lo hicieron de forma intuitiva porque ambos eran doctores y sabían sobre el cuidado de la salud, las generaciones actuales son las primeras que han tenido el privilegio de ver a sus padres llegar a la vejez y poder deducir qué los llevó a vivir cualquiera de los dos escenarios de esta época de la vida: la que se disfruta y la que se sufre. A nosotros nos toca desaprender y reaprender. Antes la longevidad era sólo un sueño o un asunto fortuito para unos cuantos, pero ahora es posible para todos.

3.3. ¿Cómo tomar las mejores decisiones respecto a la salud?

"Antes de curar a alguien, pregúntale si está dispuesto a renunciar a las cosas que lo enfermaron", dijo Hipócrates hace muchos años, y esta frase sigue vigente entre muchos profesionales de la salud. Después de años de estudiar y practicar las ciencias de la genómica nutricional y de orientar a centenares de personas sobre su salud, me atrevo a decir que, a simple vista y con una sola entrevista, es muy complicado saber qué cosas las enfermaron. Estoy de acuerdo con lo que dijo Hipócrates, sin embargo, es necesario estar bien seguros de lo que enfermó a una persona antes de pedirle hacer cambios para que éstos sean efectivos y duraderos. Por otro lado, tomar mejores decisiones respecto a la salud implica que éstas sean diferentes a las actuales y, efectivamente, esto nos obliga a cambiar. No todos estamos listos para ello o queremos hacerlo.

> Antes de preguntarnos cómo tomar las mejores decisiones, debemos analizar si estamos listos para este cambio, para comenzar otro capítulo de nuestra vida.

Comencé a leer hace poco sobre la ciencia del comportamiento y del cambio. Katy Milkman es una profesora que se ha dedicado a estudiar este fenómeno en relación con la salud: se ha preguntado y ha investigado cómo hacer que las personas tomen mejores decisiones y que éstas se conviertan en rutinas duraderas. Algo que me sorprendió cuando leí sus conclusiones es que uno de los factores más importantes para el éxito es escoger el momento adecuado para hacer dichos cambios. Si los visualizamos como otro capítulo de nuestra vida, podremos formar una nueva identidad que parta de esta forma de ser y hacer (la de una persona que come de cierta forma o se ejercita con regularidad, por ejemplo) y, con eso, el compromiso por mantenerlos se fortalecerá.

Antes de mostrarte la ruta sobre cómo tomar las mejores decisiones a partir del conocimiento de tus genes, quisiera que visualices en quién te quieres convertir cuando obtengas toda esta información. ¿Cómo es este nuevo capítulo de tu historia? ¿Quién es esta nueva persona? Porque la realidad es que, cuando analizamos nuestra vida, no la vemos de manera lineal, sino por episodios, capítulos, eras o etapas. Y en cada uno de ellos tú has sido una versión diferente de ti mismo, tu identidad se ha ido adaptando al ambiente que te rodeaba y lo has hecho sin estar consciente de esta transformación. Hoy que estás consciente de qué quieres cambiar y puedes establecer una fecha de inicio para esta nueva etapa, debes visualizar y formar desde cero tu nueva identidad. Quizá tu nueva versión, tomando mejores decisiones, es una persona que se despierta temprano todos los días para salir a caminar; a lo mejor es lo que quieres que te distinga: ser el amigo o amiga que hace largas caminatas por la mañana y descubre un mundo diferente a esa hora. Quizá quieres ser una persona que decide no comer carne todos los lunes; esa decisión te llevará a pensar más en platillos vegetarianos, y eso, sin duda, definirá tu nueva identidad. Imagina cómo será esta nueva faceta que quieres adoptar; escríbelo en algún lugar y sé constante —aunque flexible— en tu proceso de aprendizaje y adaptación. Comienza en la fecha que tú quieras, pero hazla memorable, y así las decisiones que vayas tomando, mejores que las anteriores, serán fáciles de llevar a cabo.

> El primer paso para tomar mejores decisiones es estar abiertos a cuestionar lo que pensamos que es saludable y lo que no es saludable.

Asimismo debemos aceptar que no estamos *tan* bien como pensábamos y nos enseñaron todo este tiempo. ¿Y a qué se debe esto? A tus genes. Aun cuando existen recomendaciones mundiales que suelen tener un efecto positivo sobre la salud de la mayoría de las personas, debemos darnos cuenta de que quizá nosotros no caemos en este costal, sino que somos parte de una minoría que requiere hacer algo diferente para lograr un efecto positivo en nuestra salud.

Recuerda el caso de Tony. Seguro has escuchado mucha gente que busca sentirse mejor, más enérgica y disminuir su porcentaje de grasa, y para lograrlo se somete a dietas con baja cantidad de carbohidratos y altas en proteínas. Tony había visualizado esta nueva identidad que buscaba vivir, había también comenzado en una fecha importante para él, y todo el proceso iba acorde con las teorías de cambio de comportamiento; pero el resultado no llegaba, cada vez se alejaba más de él. Una vez que decidió darle una estructura más profunda a su toma de decisiones, por medio de un examen de genética, se dio cuenta de que las decisiones no eran acertadas, que él formaba parte de este grupo minoritario cuya salud mejora cuando hay una menor proporción de proteína en su dieta. Y digo minoritario con mucho escepticismo, pues eso cambia según las regiones que analicemos en el mundo: no podríamos decir lo mismo si viviéramos en el continente asiático o en un país mediterráneo, donde lo común es consumir una dieta alta en carbohidratos. Quienes tienen ascendencia asiática, por ejemplo, pueden consumir gran cantidad de carbohidratos sin efectos negativos en su salud.

El cambio es complicado porque conlleva resistencia, desapego y hasta un duelo. Según mis años de experiencia con pacientes y de estudio, puedo sugerirte:

> Cuando decidas cambiar, busca que este cambio esté documentado y basado en la ciencia. Sé flexible con tu curva de aprendizaje, asesórate y estructura bien el camino que vas a seguir para llegar a vivir la vida que deseas, porque la mereces.

Lo más común que las personas hacen cuando quieren cambiar su salud es modificar su alimentación, pero sin una guía. Suena sencillo proponerse "comer saludable", no obstante, sin asesoría de alguien que evalúe el estado de salud, esto puede ser un paso en falso y la razón por la cual la meta se aleje cada vez más. Cuando manejas, por ejemplo, no lo haces sin saber a dónde vas (a menos que no te importe hacia dónde te diriges), pero si sabes cuál es tu meta, al menos primero debes consultar un mapa, establecer un horario de salida, revisar que tengas gasolina, aire en las llantas, etcétera. Deberíamos hacer algo similar con nuestra salud: en lugar de sólo cambiar lo que comes, analiza cómo estás, con datos exactos y reales, con una evaluación médica o nutricional y con estudios de sangre, no de forma subjetiva.

En términos de salud, longevidad y envejecimiento, el día que nos hacemos estudios de salud (semestrales, anuales, dependiendo de cada persona) debería ser igual de importante que el día de nuestro cumpleaños. Justo ese día, con los resultados obtenidos, podemos estimar qué tanto hemos envejecido de verdad. La edad cronológica seguirá avanzando día a día y es fácil de medir; pero la longevidad, que se mide de acuerdo con la salud conforme avanzan los años, sólo la podemos estimar el día de hoy mediante datos concretos con base en tres factores: nuestra salud cardiovascular (colesterol, triglicéridos, presión arterial, como mínimo), nuestro riesgo de padecer diabetes (glucosa e insulina, cuando menos) y nuestro riesgo de padecer cáncer (biometría hemática y un examen físico). Las enfermedades cardiovasculares, el cáncer y la diabetes son las enfermedades que mayor cantidad de muertes prematuras causan a nivel mundial. Pueden hacerse otros estudios, como un análisis de los niveles de vitaminas específicas, estudios de imagen, etcétera. Para decidir correctamente qué analizaremos año con año debemos contar con la asesoría de un experto y fijar un presupuesto adecuado que podamos solventar de manera anual.

Ahora sí, ya que conoces esos datos, si tienes la intención de mejorar, tendrás que establecer una meta. Pero ¿hacia dónde caminar? En este punto es donde suelo conocer a mis pacientes, después de que ya caminaron solos un tiempo sin haber llegado a ningún lugar. La mayoría de las personas que atiendo llegan conmigo después de meses intentando mejorar su salud. Después de cambiar y fallar, recibo a los pacientes en el consultorio, y luego de explicarme cómo su salud va en decadencia, me dicen: "Es que, según yo, ahora sí como bien". A lo que les pregunto: "¿Qué es comer bien?".

3.4. "Según yo, como bien."
Sí, y ¿qué es comer bien?

Tus genes, como ya hemos hablado, contienen toda la información sobre tu vida. Son las indicaciones que sigue tu cuerpo, de forma inconsciente, sobre qué hacer, cómo comportarse, cómo luchar contra enfermedades, qué tanto vivir. Tus genes también contienen la información necesaria sobre cómo metabolizar los alimentos.

En tus genes está escrito cómo utilizas la energía que te proporcionan los alimentos. Si ésta se utiliza rápidamente para tus actividades o, por el contrario, se almacena en tus depósitos de grasa. Encontramos genes que nos dicen si es necesario consumir más sodio porque el cuerpo no lo aprovecha de forma adecuada, o si el hígado necesita mayor cantidad de micronutrientes para mantener un funcionamiento óptimo.

El análisis de los genes nos ayuda a contestar la pregunta "¿qué es comer bien?". En realidad, sin la información que arroja el ADN, la respuesta es imposible. Y sin embargo, como todo en la salud, leer los genes no es suficiente. Aun cuando el ADN nunca cambia, debemos tomar en cuenta otros factores. Por ejemplo, es importante conocer la etapa de vida que estás viviendo para adaptar tu alimentación a ésta. Quizá estás por mudarte de país. Tu código genético no cambiará con la mudanza, pero el ambiente donde te mueves sí y tus horarios quizá sean distintos. Esto va a requerir que aquello que tus genes necesitan se encuentre, en un punto medio, con lo que les puedas otorgar, que te guste y sea de fácil acceso, también desde el punto de vista económico. "Comer bien", en definitiva, debe tomar en cuenta tus gustos, tus rutinas, tu acceso a alimentos, tu panorama actual de salud, tus metas, horarios, trabajo, gasto de energía y, en especial, tu disposición al cambio. Si estás dispuesto a cambiar, si ya visualizas esta nueva identidad con la que te sientes más cómodo, si fijas una fecha para el inicio de este nuevo capítulo, todo lo demás se dará más fácilmente.

A partir de ahora, si lo que quieres es contar con una lectura de tus genes, podrás tomar decisiones acertadas, concretas y medibles. En este nuevo capítulo que inicias, el conocimiento genético que obtengas te guiará a retrasar los procesos de envejecimiento y aumentar tu longevidad. ¿Qué necesitan tus genes? ¿Cómo los puedes mantener funcionales durante la mayor cantidad de tiempo posible? Estas respuestas están en la nutrigenética y la nutrigenómica, y lo que estás por leer en las siguientes páginas te llevará a romper paradigmas de salud que has formado hasta hoy. Con toda esta nueva información podrás lograr dos cosas valiosas: ser tu propio superhéroe genético y, además, cambiar el rumbo de salud de las siguientes generaciones, a quienes al azar les pasarás tu genoma, pero por convicción les pasarás un epigenoma a prueba de balas.

CUATRO

STOP a los mitos

No hay fórmulas mágicas en nutrición: las recomendaciones generales no sirven para todos

Hemos crecido escuchando un sinfín de cuentos respecto a la alimentación. Se han catalogado ciertas comidas como buenas o malas (en realidad sólo son alimentos, sin valor moral) que años después cambian de categoría sin explicación alguna. Un día la leche es mala; al siguiente hay que tomar una cierta cantidad con regularidad para fortalecer los huesos. En los ochenta, las grasas fueron consideradas la causa de toda enfermedad cardiovascular y, hace algunos años, pasaron a ser la solución mágica a estos padecimientos. La calificación de un alimento respecto a la salud depende de la persona —por sus genes— y no del alimento en sí, como en el caso de mi paciente japonés, a quien le prohibieron el arroz por ser considerado malo cuando, en realidad, bajo su contexto genético, era la solución a sus problemas de salud.

A menudo conozco gente que ha creado rutinas de salud con base en ideas o sugerencias de personas que la rodean. Su propósito siempre es el de mejorar algún parámetro en su salud. No obstante, en ocasiones las metas que quieren lograr no son compatibles con las estrategias que utilizan. ¿El ácido fólico sólo se debe ingerir durante el embarazo? ¿Las dietas veganas son a prueba de balas para mejorar la salud cardiovascular? ¿Los lácteos son necesarios para mantener nuestra salud? Todas estas recomendaciones se ven diferente desde una perspectiva genética.

Una tarde, cuando tenía 14 años, acompañé a mi amiga Lili con su nutrióloga. Aquél fue mi primer acercamiento con mi profesión y no fue agradable. Lili había pasado su niñez y adolescencia viéndose al espejo, criticando siempre su reflejo, y prefería no salir en fotos, a menos que tapara su cuerpo. Era duro verla así porque se notaba su sufrimiento. Ese día, en su cita de nutrición, ella salió triste y yo confundida. La nutrióloga, quien se dedicaba a promover la nutrición con el objetivo de la pérdida de peso, le llamó la atención por no haber seguido sus indicaciones. Yo pasaba todos mis días con Lili y sabía que comía exactamente lo que la nutrióloga le había indicado. "Seguro algo no me estás diciendo", le dijo la nutrióloga a Lili antes de entregarle una hoja con varias restricciones de alimentos. Quedaron en verse dos semanas después para confirmar si con esos cambios adicionales bajaba de peso. "Tengo que bajar ahora sí", me dijo mi amiga cuando salimos. Fue el inicio de un ciclo de dietas que duró muchos años.

Cuando comencé a estudiar nutrición, lo que aprendí de mis profesores y algunos libros parecía ser sencillo, tal como las indicaciones de la nutrióloga que atendió a Lili: "Come menos y muévete más". Las indicaciones parecían siempre ser las mismas para todos: comer más verduras, eliminar los carbohidratos, comer más proteína, tomar mucha agua y no comer o reducir la ingesta de sal. Todo lo que aprendía sonaba lógico, pero dejó de serlo cuando mi papá se infartó a pesar de que seguía todas las recomendaciones generales. Todo parecía fácil, pero dejó de serlo cuando Lili vino conmigo para pedirme consejos para perder peso y no tuvo éxito. Asimismo, cuando trabajé en terapia intensiva en un hospital, vi a demasiados pacientes delgados que se enfermaban cuando, en teoría, la gente delgada es sana.

Las recomendaciones generales no aplican para todas las personas. Algunas son tan sonadas que terminan convirtiéndose en mitos que creemos a ciegas. Siempre existirán las excepciones a la regla y, por estadística, al menos gracias a una variante en nuestros genes, más de una vez, todos seremos esa excepción.

4.1. Si tu colesterol está elevado, consume una dieta vegana

Un buen número de mis pacientes llegan al consultorio con un problema de colesterol elevado. Me buscan después de haber sufrido algún evento cardiovascular o después de una revisión médica hecha sólo por rutina o precaución. "¿Cómo es posible que mi colesterol esté tan alto si no siento nada?", me preguntan. La respuesta es que hay padecimientos como éste, llamado *hipercolesterolemia*, que no se sienten y que pueden representar un grave peligro porque avanzan de forma silenciosa a lo largo de los años, con lo cual aumenta, cada vez más, el riesgo de una muerte prematura.

La primera línea de tratamiento cuando se detectan niveles de colesterol elevados, es decir, un alto nivel de grasa en la sangre, es el desarrollo de hábitos más saludables. Lo ideal es que se encuentre por debajo de los 200 mg/dL, y cuando se mide entre este máximo y 300, un buen cambio en hábitos es de gran ayuda para evitar el uso de unos fármacos llamados *estatinas*, que, si bien son efectivos, traen efectos secundarios desagradables.

"¡Ale, me vuelvo vegano si es necesario para bajar estos números!", me dijo hace tiempo Jorge, un paciente de 40 años que se asustó luego de ver su colesterol en 230 mg/dL, en especial porque en su familia hay antecedentes de enfermedad cardiovascular y tiene dos hijos pequeños con quienes planea disfrutar el resto de su vida. "No es necesario, Jorge. De hecho, hay a quien este cambio lo puede poner en mayor riesgo", respondí. La dieta vegana no siempre será la indicada para disminuir los niveles de grasa en la sangre, es un mito que se ha desmentido gracias a la genética.

El gen PLIN es uno de los involucrados en el aumento de colesterol y se encarga del metabolismo de grasa a nivel visceral. Existen dos tipos de depósitos de grasa dentro del cuerpo: la grasa visceral y la periférica. La primera es la que se acumula alrededor de los órganos abdominales del cuerpo (hígado, páncreas, vesícula biliar, etcétera), y la segunda es la que se acumula alrededor de los músculos, en las extremidades, y también en el abdomen, pero sin contacto con los órganos internos. De las dos, la grasa visceral es la que mayor problemas de salud puede ocasionar porque al depositarse sobre los órganos impide su funcionamiento correcto.

Existen tres variantes del gen PLIN que interactúan con la dieta de las personas y aumentan —o no— su nivel de grasa visceral, algo que, por consecuencia, afecta el funcionamiento del hígado y aumenta la producción de colesterol en la sangre. La versión más común en el mundo de este gen es la TT, que hace que al consumir mayor cantidad de fibra, la grasa visceral disminuya.

Es por esta razón que la primera indicación de un médico ante un diagnóstico de colesterol elevado sea ésa: come más fibra. Así es como las dietas veganas se han popularizado con la promesa de mejorar la salud cardiovascular. Sin embargo, los resultados cambian cuando las personas llevan la versión CC en el gen PLIN, porque ésta aumenta la grasa visceral cuando sube el consumo de carbohidratos complejos.

Las personas con la versión CC experimentan un aumento de grasa visceral cuando consumen mayor cantidad de carbohidratos complejos y es por ello por lo que una dieta vegana las podría dañar más que beneficiarlas. Si tú has optado por un plan de alimentación tipo vegano con la intención de ganar mejor salud y no lo has logrado, te recomiendo no aferrarte a un plan que te aleje de tu meta de vivir mejor.

Por lo tanto, sí, la fibra ayuda a disminuir el colesterol sanguíneo, pero es importante saber que habrá excepciones a la regla y que tú podrías ser una de éstas. Para saber qué es lo que te va mejor que a otras personas, lo primero es conocer tu nivel de colesterol en la sangre y, con esa base, intentar diferentes tipos de planes de alimentación y darle seguimiento a los cambios. O si prefieres irte a lo seguro, busca un examen genético que te lleve directo a las respuestas que tanto deseas.

4.2. Los lácteos son pésimos

Los lácteos han sufrido de mala publicidad en los últimos años. Hay muchas personas con miedo a consumirlos por su supuesta asociación con diferentes tipos de cáncer. Sin embargo, los artículos periodísticos que han relacionado el consumo de lácteos con un riesgo de cáncer han sido pocos y la asociación es débil. Se cree que la relación se ha establecido sólo con lácteos enteros por la grasa saturada que contienen. Por otro lado, es cierto que los lácteos se deben evitar bajo ciertas circunstancias, por ejemplo, cuando una persona está bajo un tratamiento de antibióticos, pues éstos forman complejos insolubles en los intestinos que evitan la absorción adecuada de estos fármacos y, por lo tanto, disminuyen su eficacia. Cuando se padece una enfermedad inflamatoria intestinal, vale la pena la asesoría de un profesional de la salud para tomar la mejor decisión y, en caso de que se suspenda la ingesta, es importante saber en qué momento se puede retomar.

El hecho de que sean parte de las guías de alimentación básica en la gran mayoría de los países se ha atribuido a fines económicos y políticos —aunque no hay forma de asegurarlo—, y su reemplazo por lechadas de alimentos vegetales ha crecido en la industria alimentaria de manera impresionante. Lo anterior nos lleva a preguntarnos si de verdad son malos y si es necesario sustituirlos por las nuevas alternativas vegetales.

Los defensores del consumo de leche, quesos y yogures argumentan que contienen una alta cantidad de proteína, calcio y vitamina D, superior a la de otros alimentos, y, por eso, una cantidad moderada de lácteos puede cumplir con los requerimientos diarios de estos nutrientes tan importantes para la longevidad (las proteínas son esenciales para la masa muscular, el calcio para los huesos, y la vitamina D se ha asociado con un menor riesgo de enfermedades cardiovasculares, psiquiátricas y un sistema inmune adecuado). Los prolácteos también consideran que estos alimentos son el vehículo perfecto para añadir micronutrientes a la dieta habitual de las personas que podrían batallar en obtenerlo de otra forma, y reduciría el riesgo de enfermedades crónico-degenerativas. Los puntos señalados son ciertos, pero ¿qué tanto?

Los detractores de estos alimentos tienen también argumentos legítimos, como la calidad de vida de los animales, el hecho de que otros alimentos vegetales pueden aportar los mismos nutrientes y el supuesto riesgo de contraer cáncer que conlleva tomarlos. Y digo supuesto, porque cada tipo de cáncer requiere una evaluación de genes distinta y nunca está ligado a un único alimento. La cantidad de información sobre este tema es infinita y siempre contradictoria. Es algo que puede abrumar a muchas personas, pero que a mí me fascina:

> El hecho de que la información respecto al consumo de un alimento sea contradictoria en el mismo grupo de personas (por ejemplo, mujeres posmenopáusicas de la misma etnia) quiere decir que la diferencia se encuentra en el ADN.

Me voy a centrar en un gen para mostrar quién podría necesitar lácteos, quién no, y qué hacer si, aunque los necesites, tu ideología te impide su consumo. El receptor de la vitamina D, el gen VDR, actúa principalmente en el intestino y los huesos. En ambos, los receptores se encargan de la absorción de calcio y vitamina D, nutrientes que se encuentran más en los lácteos que en cualquier otro alimento. El gen es importante para el envejecimiento saludable por su efecto sobre la estructura del cuerpo, sobre la densidad de los huesos. Cuando la densidad disminuye, aumenta el riesgo de fracturas.

Del gen VDR se han estudiado tres variantes: AA, AG y GG, y cada una representa un riesgo distinto de padecer osteoporosis por su forma de funcionar en los huesos y en el intestino. Quienes llevan la forma GG absorben más calcio y vitamina D en el intestino y, además, los retienen más en los huesos, lo cual aumenta su densidad. Por otro lado, tener el genotipo AA se verá reflejado en una baja densidad ósea, resultado de poca absorción y retención de calcio y vitamina D en el intestino y en los huesos.

La osteoporosis es una enfermedad más común en mujeres posmenopáusicas, pero que se puede presentar también en hombres y mujeres de cualquier edad. La causa es multifactorial: intervienen elementos ambientales, la alimentación, la actividad física, la exposición al sol y el número de embarazos. Este padecimiento se puede presentar como un efecto secundario de la enfermedad de la paratiroides, las quimioterapias, el uso de algunos fármacos, una estancia prolongada en el hospital o desbalances hormonales que representen una disminución en los estrógenos, así como también por genética. El gen VDR es el principal involucrado en este proceso.

Daniella es una paciente que comencé a ver hace unos meses. Buscaba complementar su equipo de médicos, ya que llevaba varios años padeciendo anovulación (falta de ovulación, y en su caso, de menstruación también), no ocasionada por un embarazo, sino por una disminución dramática de estrógenos en la sangre. A sus veintitantos años parecía estar pasando la menopausia y no había una explicación clara sobre la causa. Aunque una alimentación adecuada puede disminuir los efectos secundarios de este problema, los fármacos suelen ser la línea principal de tratamiento. El objetivo de que yo me uniera a su equipo de salud era evitar las consecuencias a largo plazo, en específico, el de la osteoporosis.

Su examen genético arrojó que su VDR era la versión AA, el genotipo de mayor riesgo. Ella no presentaba el padecimiento aún, sin embargo, su estudio de densidad ósea reveló una ligera osteopenia (densidad ósea baja, pero no grave). Con esta información, le pedí un estudio de vitamina D3 en la sangre y vimos que era deficiente (D3 es la forma en que esta vitamina se encuentra dentro de nuestro cuerpo después de los cambios bioquímicos que sufre). Al analizar su estilo de vida, encontré un bajo consumo de lácteos, un trabajo de oficina que le impedía exponerse al sol y un ejercicio físico de muy alta intensidad en un gimnasio. La osteopenia de Daniella no se debía a su genotipo de la VDR *per se*, sino a la combinación de éste con su ambiente y su nivel bajo de estrógenos. Si su vida seguía el mismo curso, la osteoporosis y las fracturas que puede ocasionar podrían ser un gran problema cuando quisiera embarazarse y durante su envejecimiento.

La alimentación de Daniella parecía ser saludable. Constaba de frutas y verduras, proteína animal y grasas. Evitaba los lácteos porque tenía la idea de que no eran saludables, sin embargo, le gustaban. Consumía pocas leguminosas porque le ocasionaban malestar intestinal. Estos últimos dos grupos de alimentos son los más ricos en calcio, así que su ingesta de éste y otros minerales como el zinc y el magnesio era baja. En cuanto a la vitamina D, que en su mayoría se encuentra en lácteos y pescado, su consumo era mínimo. Podemos sintetizar esta vitamina en nuestra piel a partir de la exposición a los rayos del sol, pero Daniella no salía mucho, como ya mencioné, por su trabajo de oficina. De hecho, cuando hablamos de eso, me dijo: "No me había dado cuenta de que nunca me da el sol".

Le di varias indicaciones: consumir dos porciones de lácteos al día, además de una suplementación de calcio (400 mg) y otra de vitamina D3 (5000 ui). También le sugerí tomar el sol de 15 a 20 minutos diarios y cambiar, al menos por un tiempo, a una actividad física moderada; la razón de esta última recomendación fue disminuir su riesgo de una fractura ya que su densidad ósea estaba comprometida. Un cambio total en su estilo de vida no corregiría su problema de anovulación y baja de estrógenos, pero ayudaría a prevenir los efectos secundarios.

La pregunta principal en su caso es: ¿ella necesita consumir lácteos? Sí. Ella no padecía intolerancia a la lactosa, ni tenía una ideología que le impidiera el consumo de estos alimentos de origen animal; sólo tenía miedo por la cantidad de mitos que existen alrededor de los lácteos. Algunos de ellos son ciertos para algunas personas, pero no para ella. Era más fácil y adecuado para Daniella consumir dos porciones de lácteos al día en lugar de tomar una suplementación mayor de calcio por dos razones:

> Siempre se debe intentar llegar a la ingesta de micronutrientes adecuada por medio de la dieta antes de recomendar una suplementación.

Por otro lado, los efectos a nivel gastrointestinal de los suplementos de calcio son incómodos (causan gastritis y estreñimiento), lo cual disminuye la adherencia al tratamiento y, por lo tanto, el éxito de la intervención.

Si no conoces tu genotipo respecto al gen VDR, analiza tu estilo de vida en relación con los factores que mencioné arriba: alimentación, actividad física, exposición al sol y número de embarazos. ¿Qué tanto calcio y vitamina D estás aportándole a tu cuerpo? Si es posible, sométete a un estudio para obtener tus niveles de vitamina D3 en la sangre. El calcio en la sangre, por otro lado, no refleja la densidad de los huesos; para esto hay estudios más especializados que puedes solicitar a tu médico de cabecera en caso de que sospeche un riesgo, como la densitometría ósea.

No es recomendable consumir suplementos de calcio de forma indiscriminada, ya que este mineral en exceso no sólo causará malestar gastrointestinal, sino que puede ocasionar daños a nivel cardiovascular, ya que se deposita en las arterias y crea calcificaciones. Éste es un problema grave porque los vasos sanguíneos pierden elasticidad, se vuelven rígidos y la sangre deja de fluir adecuadamente, además de que estas placas de calcio aumentan el riesgo de padecer un infarto.

> Cualquier suplemento debe consumirse
> bajo vigilancia médica.

Si sigues alguna dieta basada en plantas, como las veganas o las ovovegetarianas que carecen de estos productos altos en calcio y vitamina D, debes saber que estás en riesgo de esta deficiencia y deberás ser constante en tus revisiones médicas. Si, además, te expones poco al sol y tienes el genotipo AA del receptor de la vitamina D, tu riesgo de una osteoporosis temprana será mayor y eso afectará tu envejecimiento y longevidad de forma directa. La idea de la nutrigenética es prevenir aquellas enfermedades a las que nuestros genes nos predisponen, y lo podemos lograr si actuamos a tiempo.

4.3. El café es un antioxidante para el corazón

Existe la creencia de que el café es un excelente antioxidante. Esta bebida psicoestimulante es la más consumida en el mundo. Queda claro que la gente no la elige por su protección cardiovascular, sino porque su componente principal, la cafeína, otorga beneficios secundarios como una mayor cantidad de energía y concentración en las tareas cotidianas. Sin embargo, como todo lo que se consume, existen riesgos potenciales en su uso, y en el caso de la cafeína éstos varían según la genética de cada persona.

Si en cada taza de café desechable que consumes estuviera impresa una leyenda que dijera: "Según tu genética, esta bebida puede aumentar tu riesgo de infarto y ansiedad", te lo pensarías varias veces antes de consumirla. Lo cierto es que la cafeína puede traer estos efectos en un gran porcentaje de la población. La diferencia entre aquellos que pueden utilizarla como un antioxidante y aquellos a quienes les traerá efectos negativos está en los genes CYP1A2 y ADORA2A. El primero se encarga de metabolizar e inactivar la cafeína en el cuerpo, mientras que el segundo, más complejo, está relacionado con el efecto de la cafeína sobre la ansiedad y los ciclos de sueño.

El gen CYP1A2 codifica una enzima que en el hígado metaboliza más del 90% de la cafeína que entra en el cuerpo. De este gen depende cuánto tiempo esta molécula permanece estimulando cada célula de la persona que la ingiere. Existen diferentes formas de este gen: AA, AC y CC, y todas varían en la velocidad de metabolismo de esta sustancia y los efectos —positivos o negativos— en la salud.

La versión AA acelera el metabolismo del café. Con esta variante se considera que la cafeína tiene un efecto positivo a nivel cardiovascular. Se reduce el riesgo de infarto con tomar entre una y tres tazas de café al día. Qué buena noticia, ¿no? Sólo si te gusta el café, porque de no consumirlo tu riesgo de padecer este evento aumenta. Cuando en el gen CYP1A2 se encuentran las versiones AC o CC, la bebida se metaboliza lento, en el caso de la primera, y demasiado lento, en el de la segunda. Lo anterior ocasiona que la cafeína permanezca más tiempo en el cuerpo y aumenta el riesgo de infarto, ya que las contracciones del corazón son más fuertes y las paredes arteriales se estrechan, algo que, si sucede de forma crónica, interfiere con el correcto funcionamiento del órgano y el flujo sanguíneo. ¿Cuánto café pueden tomar las personas con estos genotipos? Entre 100 y 150 mg de cafeína, lo cual equivale a una o una taza y media de café. Mientras más café tomen, mayor será su riesgo de un infarto.

El otro gen de importancia para tomar mejores decisiones respecto a la ingesta de cafeína es el ADORA2A, cuyo efecto, según el genotipo, podrá ser ansiedad y ciclos de sueño de menor duración. Con este gen también hay tres variantes posibles: CC, CT y TT, y la cantidad de cafeína que una persona puede consumir dependerá de la variante que esté escrita en el ADN. La recomendación aceptada alrededor del mundo es no exceder 300 mg de cafeína, que equivale a entre dos y tres tazas de café al día. Sin embargo, quienes poseen las versiones CC y CT, aun consumiendo lo permitido o recomendado, experimentarán un retraso en su ciclo de sueño y síntomas de ansiedad, como dolor muscular o irritabilidad. No obstante, quienes poseen la versión TT estarán libres de esta sintomatología pues la cafeína no estimula su sistema nervioso.

Hace tiempo atendí a Ricardo, de 38 años. Durante el interrogatorio en la primera consulta, le pregunté sobre sus patrones de sueño e ingesta de cafeína, como lo hago con todos mis pacientes. Me dijo que llevaba varios años sintiendo ansiedad, aunque se la habían diagnosticado apenas unos meses antes y por eso quizá dormía pocas horas. Por la falta de descanso, durante el día su "gasolina" era el café y se tomaba hasta cuatro tazas. Me dijo también que llevaba dos años con la presión arterial alta, pero la controlaba con un fármaco recetado por su cardiólogo, sobre todo porque tenía miedo de infartarse igual que su papá, a los 48 años.

Ya con los resultados de su examen genético, me di cuenta de que tenía las versiones menos adecuadas para el ambiente que él había creado para sus genes, es decir, las versiones CC de los genes ADORA2A y CYP1A2. Por lo mismo, era importante que hiciera cambios en su estilo de vida que le permitieran obtener energía de otras fuentes, porque de seguir tomando café, era cuestión de tiempo que su corazón se diera por vencido. Ricardo estaba tomando un medicamento para un daño que diario se estaba autoinfligiendo.

Para que no experimentara síntomas de abstinencia a la cafeína, le recomendé mezclar café regular y descafeinado, para con eso disminuir la cantidad de la sustancia semana con semana y lograr que su cuerpo se ajustara al cambio.

Le sugerí también asistir a una evaluación con un psiquiatra para buscar alternativas a sus ciclos de sueño que permitieran una sincronización más rápida, pues su insomnio lo tenía despierto hasta las 4 a. m. También le hablé sobre la importancia de hacer ejercicio por la mañana, para inducir un sueño más profundo por la noche. Tuve la fortuna de que él era un paciente dispuesto a cambiar y adoptó las recomendaciones. Dos meses después, en su visita de seguimiento, vi su mejoría y, al menos hoy, su ansiedad ha disminuido de forma radical y ya no ingiere más de 150 mg de cafeína en un día. Sus genes nunca fueron malos, sólo hubo un momento en que su ambiente ya no fue el adecuado para ellos y los riesgos se comenzaron a presentar a una edad joven.

¿Qué hacer si te gusta mucho el café, pero también quieres cuidar tu salud? Si no tienes un examen genético, lo primero que debes hacer es una autoevaluación honesta respecto a cómo te sientes cuando lo consumes y las razones por las cuales lo haces. Un paciente muy sabio me dijo que conforme vamos envejeciendo nos vamos conociendo mejor, y creo que esto es cierto sólo cuando estamos dispuestos a enfrentarnos a nosotros con el fin de mejorar nuestra salud, aunque sea con estos cambios milimétricos como cambiar la cantidad de cafeína que consumimos. Si consumes café para mantener suficiente energía durante el día, entonces el problema que debes arreglar es tu descanso y así podrás moderar el uso de esta sustancia. Si notas que después de medio día, al consumir una bebida estimulante, retrasas tu hora de sueño, experimenta limitarlo en horarios y lleva una bitácora para tener evidencia de la eficacia de tus cambios. Si limitando tu ingesta de esta sustancia el estrés y ansiedad disminuyen también, entonces podemos deducir que la cafeína en exceso estaba siendo un obstáculo en tu búsqueda de un envejecimiento saludable.

4.4. Comer cinco veces al día es bueno para el metabolismo

"¿Cuántas veces debo comer al día?", me preguntó una paciente a media consulta hace unas semanas. "¿Cuántas te apetece?", repliqué. Su respuesta fue una historia parecida a la que ya he escuchado cientos de veces con mis pacientes porque les han dicho que deben comer cinco o seis veces al día para "acelerar su metabolismo". Muchos de ellos programan alarmas en sus celulares para saber cuándo deben comer y lo hacen aun sin sentir hambre.

Relatos así me dejan perpleja porque nadie puede decirle a otra persona cuándo sentir hambre o sentirse satisfecho, excepto tú. "Come cuando tengas hambre y deja de comer cuando ya no tengas hambre, Karina", le dije al final. Después de un gran suspiro sonrió y continuamos nuestra plática sobre su alimentación. Comprendo su confusión, porque está también la otra versión de la moneda que propaga la creencia de que para mantener tu salud debes ayunar de forma constante. ¿Quién tiene la razón?

Este mito o creencia, del número de comidas que se deben hacer al día, se ha intentado desmentir a partir de varios estudios científicos, aunque al final siempre terminan contradiciéndose y llegando a distintas conclusiones: debes comer tres veces al día, debes ayunar, debes comer cada tres horas. Al final todos comparten un poco de razón y a la vez están equivocados porque, como ya he mencionado varias veces, los genes de los individuos en cada análisis son diferentes.

Las señales de hambre y saciedad son útiles para nuestra supervivencia: si tu cuerpo nota un déficit de energía para desarrollar tus actividades, te pedirá más alimento. Después, cuando comas, si tu cuerpo nota que tus reservas energéticas son adecuadas y lo que has consumido es suficiente para lo que necesita, te enviará la señal de saciedad. El problema de mucha gente es que ha ignorado tanto estas señales que ya no saben cómo se sienten, y si no las saben percibir, no pueden actuar acorde a ellas.

"Cómete todo tu plato", "No te vas a parar de la mesa hasta que termines", "Una cucharada más"… Seguro leyendo estas frases te remontas a tu niñez.

Quienes cuidan a niños pequeños se preocupan por su nutrición y lo reflejan por medio de estas frases que, sin intención alguna, dañan de forma casi permanente la relación de las personas con la comida. Imagina que como adulto tuvieras alguien a un lado de ti metiéndote la cuchara a la boca con comida cuando a ti ya no te apetece comer más.

Estas actitudes de los cuidadores con los niños, aunque estén enraizadas en el amor, traen como consecuencia que las señales de hambre y saciedad que envía el cuerpo sean ignoradas. Eso crea problemas como comer incluso cuando ya nos sentimos llenos, saltarnos comidas o no saber a qué hora comer.

El gen FTO es el encargado de este proceso. También conocido como *fat gene*, orquesta la síntesis y secreción de la hormona grelina, que provoca la sensación de hambre. Esta señal se manda desde las células del estómago y al llegar al cerebro provoca que quieras comer. Lo importante es saber cuántas veces al día mandas esta señal, y la respuesta dependerá de tu genotipo: AA, AT o TT.

La variante de riesgo es la AA. Esta forma del gen aumenta la probabilidad de padecer obesidad hasta en un 60%, ya que las personas que la tienen experimentan mayores niveles de grelina en la sangre y, por consiguiente, más hambre durante el día. Las personas con este genotipo, a quienes se les complique conseguir comida, ya sea por su situación económica o zona geográfica, sentirán la necesidad de comer más veces al día, y esta forma del gen, que además ocasiona que se generen más células de grasa, las llevará a ahorrar energía para sobrevivir bajo periodos de escasez. ¿Es una versión de riesgo? De nuevo, dependerá del contexto, pues mientras que en lugares con poco acceso a alimentos esta forma del gen les ayuda a sobrevivir, en zonas con mayor desarrollo, como ciudades o lugares con mejor situación económica, el genotipo AA suele ser un factor importante en el aumento de peso de las personas.

Las personas con el genotipo AA que restrinjan sus comidas de manera constante provocarán que la hormona grelina se acumule más en la sangre y, conforme pasen las horas, su apetito incrementará de manera descontrolada. ¿Qué señal le da una persona con el genotipo AA a su cuerpo cuando pasa por ayunos prolongados o ignora la señal del hambre? Que hay escasez de alimento, que hay un peligro inminente y, por lo tanto, que la siguiente comida que se ingiera se deberá almacenar y tendrá que ser mayor. Como ves, hay personas que necesitan consumir alimento más veces al día que otras.

Al conocer tu genotipo FTO tendrás información valiosa que te ayudará a comprender las señales que envía tu cuerpo. Cuando mis pacientes ven los resultados de su gen FTO, y su variante es AA, entienden por qué se sienten mal cuando ayunan o por qué se ponen de mal humor si se saltan una comida. Comprenden que lo que estaban sintiendo era hambre, y no ansiedad como muchas veces les hicieron pensar.

Los pacientes con los genotipos AT y TT, aquellos que secretan la grelina menos veces al día, no sienten el deseo de comer entre comidas. Éstos son los pacientes a quienes una dieta estructurada con cinco o seis comidas al día les parece tedioso, ya que se sienten llenos todo el tiempo y hasta ponen alarmas para acordarse de comer.

El cuerpo contiene mecanismos que funcionan a manera de secuencia. Cuando siente la necesidad de comer, es que ya echó a andar funciones y hormonas que preparan el sistema digestivo para recibir el alimento. Comer sin hambre, por obligación, ocasiona que recibas el alimento sin que el cuerpo esté preparado, y eso puede ocasionar malestar intestinal.

Comer cuando sientes hambre y dejar de comer cuando te sientes lleno puede sonar sencillo pero, en realidad, no es así para quienes se han acostumbrado a delegar esta toma de decisiones a su asesor de nutrición. También es complicado para aquellas personas con algún trastorno de la conducta alimentaria o gente que consume fármacos cuyo efecto secundario potencia o inhibe las señales de hambre y saciedad. Conocer el genotipo FTO de cada persona sirve para aprender a distinguir la sensación de hambre en diferentes momentos del día: quienes son TT y AT van a secretar la hormona de manera ordenada tres veces al día, mientras que quienes poseen el genotipo AA lo harán más veces y deberán dividir su ingesta de alimento en porciones más pequeñas.

Si aún no te has planteado hacer un estudio de tus genes, recuerda:

> Come cuando sientas hambre y deja de hacerlo cuando estés saciado.

Y si esto suena difícil de lograr, te explico cómo funciona el proceso digestivo a nivel estómago, para que puedas tomar mejores decisiones respecto a lo que vas a comer y comprendas por qué en ocasiones la señal de hambre y saciedad las sientes más fuertes que otras.

El estómago tarda más tiempo en vaciar su contenido cuando digiere alimentos sólidos en lugar de líquidos. Por lo tanto, si has estado consumiendo batidos o jugos de forma constante y sintiendo mucha hambre después, quizá debas optar por un cambio. El estómago se vacía más lento cuando se consume una menor cantidad de alimento que cuando se come mucho. Qué raro, ¿no? La razón de lo anterior es que al recibir un mayor volumen de comida, tu tracto digestivo, para protegerte de que el alimento se regrese y vomites, acelera los movimientos de vaciamiento gástrico, y cuando el estómago está vacío, se manda la señal de hambre de nuevo. Por otro lado, comer rápido hace que comas de más, pues tu cerebro tarda en recibir la señal de que estás lleno.

Optar por alimentos sólidos, comer tranquilo con plena atención en la alimentación y una cantidad moderada te ayudará a sentir saciedad por más tiempo, así como a mejorar tu proceso digestivo y hacerlo óptimo.

4.5. Las dietas cetogénicas
son buenas para todos

La dieta cetogénica, también conocida como dieta keto, se propuso hace ya varias décadas para disminuir las crisis convulsivas en algunos niños, ya que la alta ingesta de grasa ayuda a mejorar las conexiones neuronales, y es el estándar en nutrición para varios padecimientos neurológicos. Por otro lado, entre la década de los setenta y ochenta comenzó a popularizarse entre las personas sin síntomas de ninguna enfermedad neuronal, debido a su efectividad para la pérdida de peso. Desde entonces, las dietas keto han estado en uso y desuso de forma constante.

El objetivo de una dieta cetogénica —fuera de condiciones neurológicas— es lograr que el cuerpo disminuya sus reservas de energía de uso rápido, es decir, la glucosa en la sangre y el glucógeno en los músculos. De esa forma, comenzará a crear cuerpos cetónicos, que son unas moléculas de rescate que alimentan al cerebro a falta de glucosa. Estas dietas activan un modo de hambruna en el cerebro para obligarlo a tomar sus reservas de grasa como energía. Existen planes de alimentación que te llevan a este cambio bioquímico llamado *cetosis* (cuerpos cetónicos en la sangre), al restringir todo aquello que eleve tu glucosa. Por tanto, se prohíbe cualquier alimento que contenga carbohidratos —incluidas varias verduras—, mientras que lo indicado es el consumo de grasas vegetales y proteínas animales que contienen grasa saturada. Éste es uno de los tantos puntos débiles de este protocolo para la pérdida de peso, no sólo porque la falta de carbohidratos también ocasiona un déficit de micronutrientes, sino porque la grasa saturada, en exceso, ocasiona aumento de peso en muchas personas.

He atendido a un sinnúmero de gente desesperada por perder peso, que ha intentado en varias ocasiones esta dieta keto que "a todos los hace más flacos", como me dijo Bárbara la vez pasada. "No a todos, a muchos no les funciona", le comenté. Pacientes como ella se acercan a mí con la intención de encontrar, dentro de su ADN, la ruta adecuada para una pérdida de peso saludable. Para conocer el metabolismo de grasas saturadas y carbohidratos de las personas es clave analizar su variante del gen APOA2 —entre otros—, ya que el escenario será distinto según tengan los genotipos CC, CT o TT.

Que una persona guarde la grasa saturada que ingiere como energía depende de la variante que tenga del gen APOA2. Podemos encontrar este tipo de grasa en la carne roja, el tocino, la yema del huevo, los lácteos enteros, la mantequilla y demás alimentos de origen animal. Algunos planes de nutrición indican como "alimento sin restricciones" cualquiera de los que mencioné, siempre y cuando no se coman junto con frutas, verduras y cereales.

El genotipo CC es el más común en aquellos que, bajo estas dietas cetogénicas, no logran perder peso. Cumplen al pie de la letra las indicaciones: eliminan el consumo de carbohidratos, comen poca cantidad de alimento, hacen ejercicio, se alimentan de sólo proteína animal y grasa, y aun así su cuerpo decide ponerse en huelga ante tal objetivo y no bajan ni un gramo de peso. La versión CC del gen APOA2 provoca señales de ahorro de energía cuando las personas consumen más de 22 g al día de grasa saturada, y en una dieta keto se puede consumir hasta el doble —o más— de eso.

Además, el problema con estos pacientes va más allá de quedarse en el mismo peso. Quienes tienen la versión CC del gen APOA2 acumulan más grasa a nivel visceral. Ésta se guarda entre sus órganos abdominales, como el hígado, el intestino y el páncreas, lo que ocasiona que su riesgo de padecer enfermedades crónico-degenerativas como diabetes tipo 2, cáncer y enfermedades cardiovasculares sea mucho mayor al de otras personas. Tuve un paciente, Emilio, de 20 años, que llegó al consultorio porque lo envió su endocrinólogo: "Ale, hice una dieta keto y me dijo mi doctor que ahora tengo el hígado de una persona de 50". Sus enzimas hepáticas estaban por los cielos, su ecografía de abdomen mostraba signos claros de hígado graso. "Emilio, esto no te va bien, tenemos que cambiar", le dije, mientras tomábamos una muestra de sus genes.

> Las dietas cetogénicas no son para todos. Aunque existen libros que las promueven y doctores que las recomiendan, no todas las personas obtendrán de ellas los beneficios prometidos.

Si tienes el gen APOA2 de las formas CT o TT, quizá el daño de la grasa saturada no sea tan pronunciado y lo más probable es que sí logres bajar de peso, pero necesitarás un plan de salud personalizado para evitar que ese exceso de grasa te haga daño a nivel cardiovascular. Hay indicaciones puntuales para seguir un régimen keto, pero usualmente se reduce a algunos padecimientos neurológicos, ya que la abundancia de grasa es necesaria para que los pacientes tengan una vida funcional. Si lo quieres intentar, tienes que estar atento a las posibles consecuencias. Puedes probar qué tan bien o mal te va con ese régimen o puedes conocer tus genes para tomar decisiones más acertadas.

4.6. Consumir ácido fólico sólo es útil durante el embarazo

El ácido fólico es la forma sintética de la vitamina B9, también llamada *folato*. Una de las funciones de la vitamina B9 es la formación correcta del ADN para crear células nuevas, razón por la cual es un suplemento importante durante el embarazo. Otra de sus funciones, aunque menos conocida, es la disminución de la homocisteína en la sangre, una molécula que cuando se encuentra elevada daña las arterias y aumenta la formación de trombos, lo cual se relaciona con un mayor riesgo de muerte prematura por enfermedad cardiovascular.

Para que la vitamina B9 cumpla su cometido, dentro del cuerpo debe ser transformada en otra molécula más funcional, llamada 5-L-metilfolato, lo cual depende del gen MTHFR. Según la variante genética que se posea en el MTHFR, se tendrá como resultado mayor o menor formación de esta molécula.

Como en todo gen, en el MTHFR existen tres variantes: CC, CT y TT. Las últimas dos, CT y TT, se encuentran de forma muy común en México y Latinoamérica, e impiden la correcta transformación del ácido fólico a su molécula funcional, aun cuando su ingesta sea la adecuada. Esto trae consecuencias negativas en el embarazo, como un aporte deficiente de esta vitamina al bebé en formación, y explica, en parte, por qué a pesar de fortificar alimentos con ácido fólico para lograr un mayor consumo en su población, se sigue presentando una alta prevalencia de malformaciones congénitas como espina bífida, labio leporino y paladar hendido.

Además, la prevalencia de estas versiones genéticas vuelve obsoleta la recomendación de comer verduras de hoja verde para prevenir enfermedades cardiovasculares. Esta recomendación está basada en el hecho de que las hojas verdes son altas en vitamina B9, y ésta protege las arterias y disminuye la formación de trombos, siempre y cuando se logre pasar a su forma activa, un proceso fallido cuando el gen MTHFR no ejerce su función de manera óptima.

¿Es un mito que debemos consumir verduras de hoja verde para cuidar nuestra salud? ¿Es un mito que debemos consumir alimentos fortificados con ácido fólico durante el embarazo? No es un mito, pero el resultado no siempre será el esperado, y conociendo esta información se debe optar por la suplementación especializada con 5-L-metilfolato, la forma activa del ácido fólico en el cuerpo. Lo malo de ello es que es un suplemento difícil de conseguir en México y Latinoamérica, aunque estoy segura de que en los próximos años podrá ser más accesible para las personas. La información genética poblacional, que cada vez es mayor, respalda esta necesidad.

Por otro lado, la vitamina B9 está relacionada con los procesos de epigenética que protegen la expresión de genes de riesgo de enfermedades. Las formas activas de la vitamina B9, cuando se tienen en suficiente cantidad, son las que cierran los "candados" y mantienen silenciadas las enfermedades que llevamos programadas y no queremos padecer.

Lo anterior desmiente los mitos que existen alrededor de esta vitamina: que sólo es para mujeres y sólo se consume durante el embarazo. Incluso si tuvieras la mejor versión de este gen —no importa si eres hombre o mujer—, consumir folato, ácido fólico o la forma activa, 5-L-metilfolato, protegerá tus genes y fortalecerá tus marcas epigenéticas, lo que conduce a una vejez con menos padecimientos y, por tanto, más disfrutable.

¿El ácido fólico es para todos? No. ¿La forma activa es para todos? Sí. Lo ideal sería conocer tus genes para saber qué necesitas. Sin embargo, es posible revisar tu historia familiar y de salud para llegar a algunas conclusiones, pues los cambios en la funcionalidad de este gen se asocian con varios padecimientos. Investiga si por parte de tus padres, abuelos y tíos hay algún antecedente de presión arterial elevada, infartos, accidentes cerebrovasculares, depresión o ansiedad. Pregunta si del lado de tu mamá, tías y abuelas, ha habido pérdidas de embarazos. También puedes revisar tus niveles de homocisteína en la sangre (por medio de un examen bioquímico), y si éstos son altos, podrás actuar de inmediato. Si algo de lo anterior es positivo, trata de conseguir la forma activa de la vitamina B9, el 5-L-metilfolato, en lugar de ácido fólico, sobre todo si eres latinoamericano porque para nosotros existe un 75% de probabilidad de tener las versiones menos funcionales del gen.

Gracias a los avances en nutrigenética, tenemos la fortuna de poder actuar antes de que nuestros genes ocasionen un daño irreversible. Quizá estas versiones genéticas del MTHFR no te han provocado pérdidas gestacionales o infartos, y ése es justo el objetivo de la nutrigenética: poder ir un paso adelante de los genes para evitar estas consecuencias.

CINCO

Algunas verdades

Alimentos que siempre tienen efectos específicos sobre la salud

La nutrigenómica es una rama de la genómica nutricional que estudia la relación entre los genes y los nutrientes que se encuentran en los alimentos. Gracias a ella es posible tomar mejores decisiones en nutrición, adecuadas a cada individuo. Existen componentes alimentarios con el poder de "prender" o activar genes que protegen a nuestro cuerpo, y, al mismo, tiempo "apagar" o desactivar aquellos que lo pueden enfermar. Es vital que ingieras los componentes dietéticos pertinentes de forma constante si corres el riesgo de padecer determinadas patologías, de las que hablaré en este capítulo. Son tan fáciles de agregar en tu rutina que cuidar de tu salud será muy sencillo.

La nutrigenómica tiene una base científica sólida y no es anecdótica, es decir, los componentes alimentarios son estudiados a fondo. Gracias a eso, se conoce el origen de estos componentes dentro de las plantas, como el caso del licopeno, o de los animales, como el omega-3. También se sabe de las vías metabólicas por las que se transportan dentro del cuerpo para detener la aparición y progresión de enfermedades, así como el modo en que se absorben estos componentes, cómo se excretan y cuánto tiempo ejercen efecto en el cuerpo de las personas. Sus beneficios se han comprobado en grandes grupos poblacionales. No sólo se recomiendan porque "mi tío comió tomate y le fue muy bien" o porque "una amiga mejoró mucho su salud al tomar té", ya que extrapolar los beneficios que una persona obtiene de un alimento a una población es un grave error que puede mermar la salud de quien sigue ese consejo.

Estos casos, los anecdóticos, son los que más vemos tanto nutriólogos como médicos dentro de nuestro trabajo.

Es importante respetar lo que los pacientes piensan sobre ciertos nutrientes, alimentos o tratamientos, sin dejar de explicar la ciencia que hay detrás de lo que ellos consideran saludable o dañino.

En una ocasión, el señor González me contó que a diario consumía agua natural con bicarbonato de sodio y limón justo al despertar. Me dijo que lo hacía porque eso cambiaba el pH de su sangre y así fortalecía su sistema inmune. Sin embargo, esta acción estaba siendo perjudicial para él. Primero le expliqué que el pH de la sangre no cambia de forma tan sencilla, y que de hecho eso es algo bueno, pues al modificarla entramos en desbalances bioquímicos mortales. Tomar bicarbonato de sodio cada mañana era riesgoso para él, porque padece una enfermedad renal crónica y la cantidad de sodio que estaba consumiendo en ese momento del día no era compatible con la función de sus riñones. Le dije que es cierto que la vitamina C se absorbe mejor en ayunas, pero que esto no es significativo comparado con consumir limón a otra hora del día. Además, el sistema inmune requiere de otros micronutrientes. Mientras que a otras personas les puedo dar a elegir que lo hagan o no, pues no las daña, al señor González le pedí dejar esta práctica a un lado para evitar que progrese su enfermedad en los riñones.

Estas recomendaciones que la gente pasa de boca en boca y se van viralizando ocasionan que ciertos alimentos, por periodos, pasen a ser considerados "superalimentos", cuando en realidad no tienen un efecto relevante sobre la salud de las personas. Éste fue el caso del apio, cuyo precio aumentó cuando se dijo que su consumo en ayunas ayudaba a la gente a perder peso; lo mismo pasó con las semillas de chía, el poro y el kale. La gente es capaz de cosas inimaginables cuando quiere perder peso, por eso existe una mayor cantidad de mitos sobre este supuesto problema. Después de establecer estos alimentos como la solución a los problemas de obesidad, comienza a crearse a su alrededor una serie de sugerencias basadas en evidencia científica deficiente. Hace unos años se divulgó en redes sociales que cuando una persona preparaba infusión de berenjena podía disminuir su colesterol más que con cualquier medicamento. Luego recibí a Jorge, un paciente que había dejado sus fármacos, pues un profesional de nutrición difundió este mensaje y él le creyó. ¡Qué problema! De un mes a otro, aumentó de nuevo su colesterol, situación que no nos podíamos permitir pues él era un paciente que había sufrido ya un infarto. Accedí a bases de datos nutricionales y descargué unos cuantos artículos que desmentían aquello que él creía información verídica. Fue así como regresó a su tratamiento original. Cualquier alimento que prometa la solución a todos los padecimientos existentes nunca estará a la altura de las expectativas. Un solo alimento no tiene la capacidad de alterar tantas vías metabólicas como para prevenirlo o curarlo todo.

Es por todo ello por lo que no estoy a favor de los *super foods* o superalimentos ni de su uso como término dentro del vocabulario profesional. Un superalimento para ti quizá no lo sea para tu amigo ni para tu vecino. Considero más adecuado el término de "alimentos funcionales", los cuales tienen componentes con una función comprobada y medible sobre la salud de un grupo de personas. Un ejemplo de ello es el tomate, considerado como alimento funcional para personas con riesgo de cáncer de próstata, ya que su alta concentración de licopeno puede revertir el avance de dicho padecimiento. En las demás personas, quienes no tenemos este riesgo, este fruto no tendrá un efecto funcional: sólo nos aportará vitamina C, antioxidantes, líquido, fibra y un excelente sabor a nuestros platillos.

Algunos de los alimentos estudiados en esta rama de la genómica nutricional han sido el tomate, el té verde, los frutos rojos, el betabel y la canela, entre otros. Su efecto ha sido comprobado en grupos de personas y padecimientos específicos. Por tanto, la información que se ha obtenido de estos alimentos es mejor no extrapolarla hacia el resto de la población. La intención de la nutrigenómica y la nutrigenética es sobrepasar las sugerencias generales para poder ofrecer recomendaciones adaptadas a los genes y el ambiente de las personas.

5.1. La sal sirve para combatir las migrañas

Crecí, como mucha gente, escuchando lo dañina que era la sal para la salud de las personas. "Es uno de los dos venenos blancos", decían muchos doctores (el otro era el azúcar). "¡Comer sal te mata!" o "Nada de sal en los alimentos para cuidar el corazón". El sodio es necesario para todas las reacciones bioquímicas del cuerpo, y hay personas que necesitan más de este mineral que otras. ¿También a ellas las matará la sal? Para responder a la pregunta, primero explicaré qué es el sodio y cuál es la diferencia entre este mineral y la sal.

El sodio es un elemento natural que aparece en la tabla periódica como Na (del latín *natrium*). En nuestro cuerpo, es el electrolito más importante y abundante, además de que tiene un efecto sobre la mayoría de las reacciones químicas que se dan en el organismo. El sodio no mata a las personas; al contrario, nos ayuda a vivir. Lo encontramos de forma natural en la sal de mesa, que es una combinación de sodio y cloro (otro mineral necesario y abundante en nuestro cuerpo), llamada *cloruro de sodio*. Esta sal contiene 40% de sodio y 60% de cloro, y desde la década de los ochenta se comenzó a hacer un esfuerzo mundial de añadirle yodo con la intención de prevenir la deficiencia de este mineral que causa hipotiroidismo y, en casos graves, bocio. Por lo tanto, desde hace unas décadas la sal ha sido un vehículo adecuado para evitar el desarrollo de otros padecimientos.

Sal y sodio no son lo mismo, pero las dos palabras se utilizan como sinónimos. En realidad, en una cucharita cafetera de sal (5 g) caben 2300 mg de sodio. La teoría es que ésta es la cantidad máxima que deberíamos consumir en un día, si tomamos en cuenta todas nuestras comidas. Sin embargo, el miedo creado alrededor de la sal, el sodio y los efectos sobre nuestra salud nos está llevando a consumir cantidades menores de este mineral y con eso sufrir efectos secundarios que dañan nuestra salud.

El mayor miedo respecto al consumo de sal es que su exceso aumenta la presión arterial de las personas porque se retienen más líquidos y aumenta el volumen de la sangre (volemia); esto lleva al corazón a latir con más fuerza y a la larga deriva en una mayor presión sobre las arterias, enfermedad conocida como hipertensión arterial. La realidad es que los riñones de una persona saludable son capaces de excretar el exceso de sal que consume, por lo cual la restricción carece de sentido cuando el cuerpo ya cuenta con sus propios sistemas de defensa.

Por otro lado, una menor ingesta de este mineral trae efectos secundarios negativos. La reducción de niveles de sodio en personas cuyos genes requieren más cantidad ocasionará un desbalance electrolítico que puede traer diversas consecuencias como, por ejemplo, migraña, una condición con gran variedad de síntomas: el común denominador es el dolor de cabeza pulsátil de un solo lado, el cual puede empeorar con la luz y ciertos olores y sonidos. Los episodios de dolor pueden durar desde unas horas hasta varios días, y se estima que entre 15 y 20% de la población en el mundo sufre de migraña. Existen diferentes tipos, pero todas tienen el mismo desenlace: un dolor incapacitante que obliga a parar la vida, encerrarse en una habitación oscura sin sonido y esperar a que el dolor pase. Es esa parte, la de esperar a que pase el dolor, la cual impide un envejecimiento saludable y una calidad de vida adecuada.

Durante mi travesía por el mundo de la nutrigenética, en algún momento me propuse encontrar la relación entre genética, migraña y nutrición. Mi premisa fue que, si todas las enfermedades están escritas en nuestros genes, y nuestra comunicación con ellos es clave para evitarlas, debe haber algún canal por el cual anticipemos el dolor y, por tanto, podamos también evitarlo. Mentiría si te digo que hallé la cura a este desorden, pero, para fortuna mía, encontré que ya había investigadores buscando unir los mismos tres puntos. Ellos ya habían identificado los genes y nutrientes que pueden evitar estos cuadros migrañosos, y uno de ellos es el sodio.

En una familia de genes llamada SCN1A se han identificado hasta siete formas genéticas diferentes que activan una cascada de reacciones químicas que ocasionan dolor y episodios migrañosos —en casos más graves, hasta epilepsia— cuando la cantidad de sodio en el cuerpo es baja, ya sea por su ingesta limitada o por su secreción excesiva, como la sudoración. Para evitar que esto suceda el consumo del mineral debe ser mayor.

Alfredo, un paciente de poco más de 30 años llegó a mi consultorio porque sus episodios migrañosos habían empeorado con el tiempo y buscaba alguna forma de controlarlos con su alimentación. Él ya evitaba todo lo que le habían dicho que disparaba este dolor: chocolate, vino, café. "Pero, aun así, todas las noches siento mucho dolor y ya no puedo más", me dijo. La misma migraña lo había llevado a desarrollar ansiedad porque nunca sabía cuándo sufriría el siguiente episodio de dolor. Durante mi interrogatorio le pregunté sobre su rutina de ejercicio y consumo de sal. Alfredo jugaba basquetbol por las tardes y, sobre la sal, tanto él como su esposa me dijeron que en casa no tenían ni siquiera un salero y no cocinaban con eso. "Necesito que comiences a comer sal. La teoría genética de la migraña es que sucede porque necesitas sodio y no lo estás consumiendo, y el poco que consumes lo pierdes entre sudor, orina y heces", le dije. Le pedí también que, al despertar, antes de su ejercicio y antes de dormir, consumiera dos pizcas de sal de mesa y después bebiera una taza de agua. Cinco semanas después, lo vi para darle seguimiento a su caso y me dijo que no había sufrido un solo episodio de migraña. Me contó que había mejorado su calidad de vida y su ansiedad había disminuido. De cualquier manera, decidió medir su presión arterial de forma periódica —por miedo a desarrollar hipertensión— y notó que ésta era incluso un poco más baja que antes, quizá porque ya no había ansiedad. Me dijo también que antes de aquella cita en la que le recomendé consumir sal, él no podía visualizar vivir sus siguientes 40 o 50 años con dolor de cabeza todos los días, y ésa había sido su motivación para buscar ayuda. Confiamos en que se está enfilando hacia un envejecimiento saludable porque no hay de por medio dolor que le impida cumplir sus metas, ni ansiedad que le afecte en otros aspectos de su salud física y mental.

Consume sal y confía en la habilidad de tu cuerpo para lograr una excreción adecuada de este mineral. Toma en cuenta que es diferente consumir sal de mesa (cloruro de sodio) añadida a los alimentos frescos, saludables, como una sopa de verduras o una ensalada, que ingerirla de alimentos empaquetados que, además, contienen una mayor cantidad de azúcar y grasa saturada. Recuerda que restringir la sal te pone en mayor riesgo de otros padecimientos, como hipotiroidismo y hasta migrañas cuando están programadas en tus genes.

La presión arterial elevada se relaciona más con una vida sedentaria, con la falta de sueño y el estrés que con el consumo de sal.

Si tú, como Alfredo y del 15% al 20% de la población mundial, eres una persona con diagnóstico de migraña, toma en cuenta lo siguiente: no hay genes malos, sólo genes inadaptados, y el mito de que la sal "nos mata" no aplica para ustedes. De hecho, evitarla empeora el dolor. Ser genéticamente diferente no significa que tu vida deba ser disfuncional y su calidad deba verse afectada, menos aún cuando la solución está al alcance de tu mano, como en este caso, dentro de un salero.

5.2. El tomate es un aliado contra el cáncer de próstata

El cáncer de próstata es la tercera causa de muerte en hombres en el mundo. Uno de los factores que aumenta su prevalencia es que su aparición, aunque puede comenzar en edades muy tempranas, pasa desapercibida por la falta de signos y síntomas. Debido a que la edad de detección varía entre los 40 y 60 años, la enfermedad puede pasar más de una década desarrollándose. Cuando es detectado en etapas tempranas no compromete un envejecimiento saludable porque se trata de forma efectiva y exitosa, por medio de cirugía o utilizando radio o quimioterapia; así se evita su metástasis (cáncer secundario en otra parte del cuerpo) y la muerte. La detección se puede lograr analizando algunos biomarcadores en la sangre, como el antígeno prostático específico (PSA, por sus siglas en inglés), y con revisiones anuales con el urólogo después de los 40 años, aunque quienes tengan factores de riesgo importantes —como una historia familiar de este tipo de cáncer, un bajo consumo de verduras, una alta ingesta de carnes rojas o el hábito del tabaco— deberán comenzar las revisiones a una edad más temprana.

Al ser un cáncer tan común, ha sido objeto de investigación profunda desde hace algunos años. El interés por su tratamiento se ha extendido a otras áreas diferentes a la quirúrgica, como la nutrigenómica. Hoy se conocen alimentos cuyos nutrientes actúan inhibiendo el crecimiento de células cancerosas en la próstata, así como estimulando su apoptosis (muerte celular). Son alimentos que además son distribuidos en todo el mundo y son accesibles para cualquier persona. Uno de ellos es el tomate.

El tomate es uno de los frutos que más licopeno contiene, la sustancia que en realidad tiene efecto sobre el cáncer de próstata. Otros alimentos con menor contenido de este carotenoide (forma química del licopeno) son los pimientos amarillo y naranja, la papaya y algunas verduras de color verde oscuro.

El licopeno tiene varios efectos sobre este tipo cáncer: al ser un antioxidante, protege el ADN y evita que continúe mutando; induce la muerte de las células cancerosas e impide la comunicación de las células mutadas de la próstata con otras partes del cuerpo, y de esa forma previene el desarrollo de metástasis.

La ingesta de licopeno se ha asociado no sólo con la disminución del progreso de este padecimiento, sino también con un menor riesgo de su desarrollo. Esto se ha evidenciado midiendo los niveles de esta sustancia en la sangre:

Al tener los niveles adecuados de licopeno en la sangre, la enfermedad ni siquiera se expresa, incluso si los hombres la tienen escrita en sus genes.

Sólo se requiere que consuman alimentos con licopeno de forma constante; aunque hay muchos que lo contienen, el tomate ha mostrado ser la forma más sencilla y efectiva de lograr los niveles necesarios para protegerse ante esta enfermedad.

El licopeno se encuentra en los alimentos de una forma molecular difícil de absorber llamada *trans*. Para que pueda llegar a nuestras células, el alimento —en este caso el tomate— tiene que pasar por el calor o ser triturado, y así se convierte en la forma activa, llamada *cis*. A pesar de que mucha gente piensa que los alimentos crudos (*raw*) siempre son más saludables, en el caso del tomate, obtienes más beneficios cuando lo consumes como una salsa de tomate, una sopa o lo pones sobre el fuego antes de comerlo que cuando le das una mordida crudo. Es por esta razón, también, por la que el licopeno del tomate tiene más efecto sobre el cáncer de próstata, pues es posible seguir obteniendo sus beneficios luego de pasarlo por estos métodos culinarios.

La nutrigenómica busca ofrecer soluciones a la salud mediante el consumo de alimentos en cantidades razonables y que sean accesibles para la dieta de cualquier persona. En el caso del licopeno, la cantidad necesaria para obtener los efectos positivos antes mencionados es de entre 30 mg y 40 mg al día. Un tomate grande fresco, que pesa alrededor de 100 g, tiene 12 mg de licopeno, por lo que, si se consumen entre tres y cuatro tomates al día, se logra obtener los nutrientes necesarios. Si pasamos este producto por calor y una trituración, su contenido de licopeno aumenta y, por ejemplo, una taza de salsa, para la cual se pueden utilizar dos tomates, tiene aproximadamente 40 mg de licopeno, cantidad que podría ser muy fácil de alcanzar en recetas caseras donde este producto es muy utilizado.

Si tu objetivo es aumentar el consumo de esta sustancia, incluye tomate en tus comidas: podrías preparar un tomate asado en rodajas durante una cena; otro día, acelgas o espinacas en salsa de tomate (recuerda que las verduras color verde oscuro también tienen licopeno); después, una sopa de tomate y pimiento (otro producto alto en licopeno); y de vez en cuando puedes optar por una receta italiana y preparar espagueti con salsa boloñesa o una pizza casera.

El tomate es un alimento flexible, cuyo sabor se ve influenciado por las especias con que se cocine. Gracias a su versatilidad jamás te aburrirás de él y aumentarás tu adherencia a esta rutina. Lo más importante es buscar las formas en que puedas incorporarlo para tener un envejecimiento saludable. Cualquier persona que haya sido diagnosticada con cáncer de próstata regresaría el tiempo para poner en práctica esta información y así evitar el desarrollo de este padecimiento.

El licopeno también se vende en suplementos. Muchos de los que encuentras en el mercado tienen la dosis que en teoría ayuda a evitar el desarrollo y progresión del cáncer de próstata. Sin embargo, no se ha comprobado que tenga la misma eficacia cuando se consume de forma sintética. Se cree que esto podría estar relacionado con que el licopeno no actúa por sí solo, sino que se potencia con otros componentes encontrados en el tomate como la quercetina y otros carotenoides. Lo que sí es efectivo es consumir una combinación de 20 mg de licopeno en suplemento y productos derivados del tomate como salsas, cremas o el mismo producto fresco o pasado por calor.

¿Consumir tomate todos los días debería ser una responsabilidad que adopten los hombres desde edad temprana? La idea de este libro es evitar las generalizaciones, así que depende de ti y del contexto en el que vivas para decidir. Quienes están en mayor riesgo de este padecimiento son los hombres con una historia familiar de este tipo de cáncer, que consumen pocos productos con licopeno —como los ya mencionados—, mucha carne roja o grasa saturada, y que son fumadores, así como personas que realizan poca o nula actividad física y suelen ingerir con frecuencia bebidas alcohólicas. Si cumples con alguna o varias de estas premisas, antes de ir y comprar tomate por kilos, pide una cita con tu médico familiar o con el urólogo: evalúa tu riesgo de desarrollar cáncer de próstata y comienza a incorporar licopeno en la medida de lo posible.

5.3. El té verde cumple una función anticancerígena

El té verde es una de las bebidas más consumidas y de las más investigadas por sus efectos positivos en la salud de las personas. El té verde ha sido usado en la medicina tradicional china por siglos y forma parte de su patrimonio cultural. Son muchos sus beneficios, pero el efecto antioxidante es el más investigado, y en las últimas décadas se ha relacionado con un menor riesgo de muchos tipos de cáncer como mama, colon y pulmón.

El té verde, así como el negro y el blanco, vienen de la planta *Camellia sinensis* de la cual se hierven sus hojas, que después pasan por un proceso de fermentación y oxidación. El color del té, así como sus propiedades, varían según el tiempo que duran las hojas en este proceso; el verde es el que menos exposición tiene, seguido del blanco y finalmente el negro, cuyo color viene de una alta tasa de oxidación. La forma ideal de prepararlo es con agua caliente sin llegar al punto de ebullición, ya que esto puede oxidar aún más las hojas y ocasionar la pérdida de sus propiedades positivas para la salud. Si te gusta el té frío, la buena noticia es que si lo dejas enfriar sigue manteniendo su propiedad antioxidante.

El té verde, la forma menos fermentada y oxidada de la planta *Camellia sinensis,* es el que provee más efectos positivos a la salud. Aun después del procesamiento por el que pasan sus hojas, logra preservar una gran cantidad de catequinas, un tipo de polifenoles que se forman en algunas plantas y son positivos para nuestra salud, pues ejercen efectos protectores por distintas vías moleculares. De estas catequinas, la que se estudia con más frecuencia es la epigalocatequina-3-galato (EGCG), que conforma casi un 60% del total de las que vienen en el té verde y, por lo tanto, su ingesta es la que se asocia con un mayor efecto antioxidante.

La EGCG actúa dentro del cuerpo bloqueando la acción de diferentes genes que inducen procesos inflamatorios y que, por consecuencia, dañan los mecanismos epigenéticos de las personas. Una vez más, la teoría establece que dentro de nuestro código genético están todos los padecimientos que podríamos presentar en nuestra vida, y entre ellos se encuentran varios tipos de cáncer. A pesar de que no se ha establecido un método comprobado para prevenirlo, sí hay acciones que disminuyen el riesgo de que el cáncer se presente. La ingesta de té verde tiene profunda evidencia científica que respalda esta capacidad de protección ante la enfermedad, porque se ha demostrado que la EGCG neutraliza los radicales libres en quien lo ingiere. Los radicales libres son moléculas químicas que en su órbita externa tienen un electrón libre o desapareado que interactúa con cualquier estructura a su paso (vasos sanguíneos, células, proteínas, genes) y esto causa oxidación. A pesar de que tenemos mecanismos que regulan y neutralizan estos radicales libres que a diario se forman en nosotros, en ocasiones no son suficientes, y es entonces cuando una célula, en cualquier parte del cuerpo, puede desarrollar un crecimiento anormal, es decir, cáncer. Muchas investigaciones de nutrigenómica tienen el objetivo de conocer qué moléculas ayudan a neutralizar estos radicales libres. Se ha demostrado que el té verde es una bebida efectiva, gracias a la numerosa cantidad de catequinas que contiene.

La rapidez y cantidad de radicales libres que alguien puede formar es variable y existen diferentes factores involucrados en este proceso: van desde los ambientales, como la contaminación del aire y el agua, hasta los genéticos, como una sobreexpresión de los genes inflamatorios IL6 y TNF.

Además, entre lo ambiental y lo genético, están factores de estilo de vida que detonan la producción de estas moléculas: pocas horas de sueño, exceso de estrés, cocinar el aceite hasta su punto de humo, alta exposición al sol, inhalar humo de tabaco, beber alcohol e incluso el ejercicio físico excesivo, pues durante una actividad extenuante hay mayor oxidación celular (los atletas requieren de una dieta alta en antioxidantes para mantener su salud).

Algunas personas serán más sensibles que otras al efecto negativo de los radicales libres y podrán presentar de forma prematura el desarrollo de algún cáncer. En realidad, todos formamos estas moléculas en nuestro cuerpo y debemos protegernos de forma activa. Las catequinas del té verde, en especial la EGCG, son capaces de actuar sobre el electrón libre que contienen estas moléculas y así detener, en el momento, su proceso oxidativo sobre las estructuras del cuerpo. Lo anterior se ha evidenciado en diferentes tipos de cáncer, pero sobre todo en los de colon, pulmón y mama.

El té verde también induce apoptosis en monocitos, que son células inflamatorias; esto ayuda a disminuir la aparición de cáncer. La inflamación es un proceso de protección a nivel celular cuya finalidad es sanar algún daño en el cuerpo. Todos nos hemos lastimado alguna vez y hemos visto esta acción: el sitio dañado se enrojece porque hay mayor flujo sanguíneo, se llena de agua que en realidad es plasma con células para sanar y, con el tiempo, cede en tamaño y color para regresar a la normalidad. Este último punto es importante porque cualquier proceso inflamatorio debe autolimitarse y células como los monocitos deben disminuir cuando el daño ya se ha erradicado. Sin embargo, un cuerpo que se daña constantemente por las actividades cotidianas que causan oxidación vive este proceso de manera continua y la inflamación crónica propicia la pérdida de protección epigenética en las células dañadas. En el caso de las personas que fuman y padecen cáncer de boca, garganta o pulmón, el humo daña de forma continua las células con las que entra en contacto y merma la mucha o poca protección epigenética que tenían. Lo mismo ocurre con quienes ingieren gran cantidad de bebidas alcohólicas, que tienen un mayor riesgo de sufrir un cáncer de estómago; o con personas con enfermedades inflamatorias intestinales, cuya inflamación crónica eleva su riesgo de sufrir cáncer de colon. Padecer inflamación de forma continua, sin una ingesta adecuada de antioxidantes, puede desencadenar estos padecimientos mortales.

Las catequinas del té verde, a pesar de que no sean componentes esenciales de la dieta (no se necesitan para vivir), se vuelven funcionales en personas cuyo riesgo al cáncer por procesos inflamatorios y oxidativos sea mayor. La cantidad adecuada de té para evitar estos padecimientos se ha calculado entre 600 y 1 500 mL, que es un aproximado de dos a seis tazas al día. Esta cantidad es ingerida de forma regular en países asiáticos y tal vez por ello puedan presumir de un envejecimiento saludable.

La forma correcta de tomar esta bebida es en agua natural, sin endulzantes y, sobre todo, sin lácteos o bebidas fortificadas con calcio, ya que el calcio forma complejos con las catequinas que son imposibles de absorber y, por lo tanto, su efecto será nulo a pesar de que se consuma el té verde en cantidades elevadas.

El té verde se distribuye en cualquier lugar del mundo, su costo es accesible y es compatible con cualquier régimen de alimentación. Todos deberíamos consumirlo para mantener silenciados el gran número de genes cancerígenos que, en teoría, tenemos escritos en el ADN.

5.4. Los frutos rojos ayudan a mejorar la salud cardiovascular

Las primeras investigaciones en nutrigenómica se enfocaron en la prevención de enfermedades cardiovasculares (ECV) por su alta prevalencia a nivel mundial en hombres y mujeres. Las ECV son un grupo de padecimientos que afectan el sistema cardiovascular y la sangre, como aterosclerosis, hiperlipemias, hipertensión arterial, entre otras. Prevenir y, en medida de lo posible, revertir cualquier daño existente a nivel cardiovascular es clave para promover un envejecimiento saludable. Con regularidad, estas enfermedades pasan desapercibidas por varios años antes de ser diagnosticadas y tratadas de manera correcta.

Las recomendaciones generales de nutrición en todo el mundo priorizan el consumo de frutas y verduras para una buena salud. Se sugiere que predomine la variedad en tipos y colores de ambos grupos, que se prefieran las de temporada y que la ingesta sea, de preferencia, con el alimento entero y no en jugo. El objetivo de consumir así las frutas y verduras es que se pueda obtener la mayor cantidad de nutrientes y fitoquímicos que, con el tiempo, surtirán un efecto positivo, como el mantenimiento de la salud cardiovascular.

En algunos estudios poblacionales, unos fitoquímicos llamados *antocianinas* han mostrado traer grandes beneficios de protección cardiovascular. Las antocianinas son pigmentos solubles en agua que les otorgan los colores brillantes, entre rojo y morado, a diversas frutas y verduras. Las frutas más altas en estos compuestos son los frutos del bosque, como las fresas, frambuesas, ciruelas, moras y arándanos. Su consumo habitual se ha relacionado con un mejor perfil de salud cardiovascular: menor colesterol en la sangre, presión arterial adecuada y menor riesgo de aterosclerosis (formación de placas en las arterias que tapan el flujo sanguíneo).

Los frutos rojos, por medio de sus antocianinas, desaceleran la progresión y disminuyen el tamaño de las placas de aterosclerosis que se van formando en algunas arterias del cuerpo. La formación de éstas comienza con un daño constante en el endotelio vascular (la pared interna de los vasos sanguíneos) que puede ser ocasionado por diferentes factores, como una elevación constante de glucosa o insulina, un exceso de colesterol de baja densidad (LDL, por sus siglas en inglés) —el que se conoce como "malo", pues es el que tapa las arterias—, la inhalación de humo de tabaco, la contaminación del ambiente e incluso los mismos radicales libres que nuestro cuerpo forma cuando estamos bajo estrés constante. Todos estamos en riesgo de desarrollar estas placas en las arterias y, quizá, ya tengamos algunas formadas. Lo importante es evitar que crezcan para que no se desprenda un pedazo que tape la circulación hacia algún órgano importante como el cerebro, los pulmones o el corazón.

Las antocianinas, cuando son consumidas de forma constante, evitan que estas placas que pueden formarse dentro de cualquiera de nosotros tengan un crecimiento exagerado. Lo logran porque silencian a aquellos genes que atraen células inflamatorias a la placa para que crezca, como los genes IL6 y TNF. También tienen el efecto de deshacer las moléculas de fibrina formadas por los coágulos que la sangre podría generar ahí mismo y, si los coágulos no se forman, hay un menor riesgo de que se tape la circulación. Las antocianinas limitan, por muchos medios, el crecimiento y formación de placas de aterosclerosis, lo cual previene la muerte prematura.

El consumo de frutos del bosque se ha extendido por todo el mundo. A pesar de que no sean frutas típicas de muchas regiones, gracias a técnicas de congelación y transporte, podemos conseguirlas en casi cualquier supermercado. De hecho, cuando se adquieren congeladas tienen más cantidad de antioxidantes que frescas. Esto se debe a que su cosecha y proceso de congelación se hacen cuando están en su punto más alto de nutrientes y éstos se preservan en temperaturas heladas. Además, los frutos del bosque son bien aceptados en la mayoría de los regímenes de alimentación, ya que su efecto sobre la glucosa en la sangre es mínimo por la poca cantidad de azúcar simple que contienen, e incluso cuando se procesan como jugo las antocianinas se absorben igual de bien que cuando la fruta se ingiere completa.

La ingesta de frutos rojos, además de proporcionar beneficios positivos a nivel cardiovascular, alarga el ciclo de vida de las células sanas mientras que acorta el de las cancerosas. Las antocianinas que se ingieren con estas frutas actúan sobre la telomerasa, una enzima que alarga la vida de células. En las cancerosas inhiben esta enzima y provocan su muerte; mientras que en las normales, la estimulan y alargan su vida.

El consumo de frutos rojos es una estrategia comprobada para el envejecimiento saludable y la longevidad, pues ataca dos de las enfermedades que más muertes prematuras ocasionan a nivel mundial: las cardiovasculares y el cáncer.

¿Los debemos ingerir todos los días? Evalúa tu posición en referencia al riesgo cardiovascular. Revisa si tu dieta, en los últimos años, se ha distinguido por tener una cantidad adecuada de frutas y verduras: al menos dos porciones de frutas y dos tazas de verduras por día. Analiza tu consumo de fibra, de grasa saturada, y tus hábitos respecto al alcohol y al cigarro. Añade todos estos factores en la ecuación de tu riesgo frente a este padecimiento y decide si la ingesta de frutos rojos sería funcional para tu salud.

5.5. El betabel surte efecto sobre la oxigenación

Se tiene la creencia errónea de que este alimento no es saludable, que aporta poco o nada, pero ¿qué es un alimento saludable y bajo qué parámetros se mide? Es verdad que contiene una alta cantidad de carbohidratos; no obstante, su mayor aporte de micronutrientes lo convierte en un alimento esencial en la cocina de muchos, sobre todo por su efecto sobre el retraso del declive cognitivo que suele acompañar a la edad adulta. Antes se pensaba que no había solución a este proceso, sin embargo, hoy hay más esperanza: podemos preservar nuestras funciones cognitivas, y una forma de hacerlo es por medio de los alimentos, por ejemplo, del betabel.

El betabel es un tubérculo cuya raíz es comestible y contiene una gran cantidad de nutrientes. Su consumo puede incluirse en gran variedad de platillos. Entre sus beneficios está la alta concentración de nitratos y arginina que, dentro de nuestro cuerpo, se transforman en un componente clave para aumentar la oxigenación: el óxido nítrico. Todos somos capaces de producir esta sustancia aun sin el consumo constante de betabel; sin embargo, al incluirlo como un componente común en la dieta, logramos un aumento en la proporción de éste a nivel sanguíneo, lo cual se traduce en una mayor oxigenación.

La oxigenación es clave para que el cerebro mantenga una actividad y estructura adecuadas. Mientras mayor sea la oxigenación en este órgano, el trabajo de las neuronas será más eficiente, prolongado, y se podrá evitar el declive en sus funciones. La forma más eficaz de lograr lo anterior es por medio de la actividad física, pues ésta promueve la neuroplasticidad, es decir, la capacidad de las neuronas de mantener y formar nuevas conexiones. Sin embargo, la investigación sobre el efecto de los alimentos en el cerebro en relación con el envejecimiento concluye que el consumo de betabel en una persona que mantiene una rutina de ejercicio constante promueve la neuroplasticidad mucho más que cuando sólo se hace ejercicio.

Antes se pensaba que la neuroplasticidad era una característica única del cerebro durante la niñez y adolescencia, pero hoy se sabe que es un atributo que se puede y se debe mantener.

> Mientras mayor sea el aporte de oxígeno al cerebro, más funciones cognitivas se mantendrán por muchos años, y la combinación entre consumo de betabel y una vida activa logran este propósito.

El gen eNOS es el que determina la cantidad de óxido nítrico que se forma dentro de las arterias. El aumento de este gas en el sistema cardiovascular ocasiona, de forma directa, una mayor vasodilatación que favorece además una mayor resistencia durante la actividad física y así, en el cerebro, un aumento de la neuroplasticidad. Si estos efectos se quieren potenciar, la ingesta de betabel es una opción accesible y fácil de incluir en la dieta.

Este tubérculo, entero o en jugo, al tener contacto con las enzimas de nuestra saliva, transforma sus dos compuestos dietéticos, el nitrato y la arginina, en óxido nítrico. Esto sucede durante los primeros minutos de consumo y se mantiene por varias horas, y es por ello por lo que, además de protegernos del declive cognitivo, es utilizado por deportistas que buscan aumentar su rendimiento físico.

La ingesta de betabel es un método sencillo, seguro y eficaz para favorecer la vasodilatación y un mayor transporte de oxígeno, no sólo a nivel cerebral, sino también a nivel muscular y microvascular. Esto último cobra mayor relevancia en relación con el envejecimiento saludable: una de las enfermedades más prevalentes a nivel mundial, la diabetes mellitus tipo 2, ocasiona una disminución del diámetro en las arterias pequeñas de las retinas y los riñones y por tanto una falla en su suministro de oxígeno, lo que se traduce en problemas de retinopatía y nefropatía diabética. La primera está relacionada con la pérdida de la capacidad visual, que causa a su vez un aumento en el riesgo de aislamiento, depresión y caídas. La segunda complicación puede llevar a las personas a desarrollar una insuficiencia renal crónica que las someterá a tratamientos de diálisis o a la necesidad de un trasplante renal. Evitar estas complicaciones que comienzan con una oxigenación reducida es clave para asegurar un envejecimiento saludable, incluso cuando hay un diagnóstico de una enfermedad crónica, como la diabetes.

El betabel puede ser parte de la dieta de todas las personas, pero quienes más se van a beneficiar de él como alimento funcional serán los deportistas, las personas con riesgo de sufrir un declive cognitivo y aquellos con un diagnóstico de enfermedad cardiovascular o diabetes. Si a ti te gusta este alimento, consúmelo de forma moderada, pero constante. Obtendrás grandes beneficios; sólo recuerda que debes acompañar esta práctica de un estilo de vida que potencie sus efectos saludables de oxigenación, como realizar actividad física y evitar el humo del cigarro.

5.6. La canela disminuye la glucosa
en la sangre

La mayoría sabemos que leer "alta glucosa en la sangre" o "alta azúcar en la sangre" es una forma coloquial de hablar sobre una patología que hoy parece epidemia: la diabetes. Casi todos tenemos un familiar cercano que está en tratamiento debido a la enfermedad o, en muchos casos, que murió de una complicación relacionada con ella. Hace unas semanas me visitó Arturo, un nuevo paciente, porque su endocrinólogo le indicó cambiar su alimentación. Lleva cuatro años con diagnóstico de diabetes mellitus tipo 2 y su dieta no va acorde con sus necesidades de salud. Me dijo: "Pues de algo me tengo que morir, y me gusta mucho comer". A lo que contesté: "¡Ay, Arturo! Ojalá fuera tan sencillo como comer un pan y morir en el momento". Las complicaciones de la diabetes, que se desarrollan de manera lenta, traen consigo años de sufrimiento, todo lo contrario a un envejecimiento saludable.

Pueden pasar años para que una persona comience a presentar signos y síntomas de enfermedades secundarias a la diabetes, y lo harán cuando sea inadecuado su control de glucosa en la sangre. Algunas de estas complicaciones son la retinopatía, la nefropatía diabética y la neuropatía periférica. En esta última pueden desarrollarse episodios de mucho dolor y entumecimiento, así como pérdida de sensibilidad en las extremidades del cuerpo —principalmente las piernas—, y esto ocasiona que cualquier daño pase desapercibido, no sane y se infecte. Un daño en alguno de los pies, cuando se sufre de neuropatía diabética, es la causa más común de las amputaciones. La amputación se vuelve inevitable, ya que la infección que desarrollan los pacientes, sumada a la baja cicatrización derivada de la diabetes, pone en riesgo su vida.

Quien fue diagnosticado con diabetes y dice, al igual que Arturo, "de algo me tengo que morir", deberá imaginar que la muerte que le espera es más complicada que un "simple" infarto, y que su envejecimiento se caracterizará por años de enfermedad renal, pérdida de la vista, posibles amputaciones, un riesgo más alto de contraer una infección, etcétera. Sin embargo, se ha mejorado la tecnología y se ha profundizado en la investigación de esta enfermedad.

> Al día de hoy existen muchos medicamentos seguros que pueden mejorar el nivel de glucosa en la sangre. También hay alimentos que mejoran este mismo parámetro. Uno de ellos es la canela.

La canela es una especia que se ha utilizado por siglos como hierba medicinal. Su uso más común es como té o en polvo para dar sabor a los alimentos. De cualquier forma que se utilice, se ha mostrado una gran eficacia en la disminución de la glucosa sanguínea, lo cual la convierte en un componente ideal para introducir en la dieta de alguien con diabetes o riesgo de este padecimiento.

La canela actúa por diversos medios para disminuir las complicaciones y el progreso de la diabetes. Por ejemplo, aumenta los transportadores de glucosa e insulina en las células que permiten la entrada de estas dos moléculas a diferentes órganos para ser utilizadas como energía y evitar que se queden elevadas en la sangre. También actúa sobre una hormona llamada GLP-1, que provoca una disminución de la glucosa en la sangre y aumenta la sensación de saciedad. Quien consume una bebida con canela o esta misma en polvo tiene menor necesidad de estar comiendo durante el día, lo que provoca menos picos de glucosa en sangre y, en caso de consumir alimento, éste puede ser utilizado más rápido como energía.

La canela, además, ejerce efecto sobre el funcionamiento del sistema digestivo. Ocasiona, en primera instancia, un retraso en el vaciamiento gástrico, es decir, hace que el proceso de digestión vaya más lento, y esto evita que los carbohidratos se absorban rápidamente, pues se quedan más tiempo en el estómago antes de pasar al intestino delgado, en donde se absorben hacia la sangre. Además, en el páncreas e intestino, suprime los genes de absorción de glucosa, así que ésta no llega a la sangre, sino que se excreta vía fecal. En realidad, la ingesta de canela por cualquier ángulo que sea estudiada trae grandes beneficios a quien padece diabetes y quienes se encuentran en el paso previo a esta patología: la resistencia a la insulina.

Otro beneficio es su efecto sobre los diferentes tipos de colesterol en la sangre. La canela favorece la disminución del colesterol LDL y así mejora la salud cardiovascular. De hecho, una complicación de la diabetes es que al mismo tiempo que se eleva la glucosa en la sangre, sube el nivel de colesterol LDL. Por lo tanto, la canela actúa a diferentes niveles de esta enfermedad y disminuye su progresión. Hay estudios que hablan sobre una reversión de la diabetes, pero aseverar algo así me parece delicado.

Este alimento no es un estimulante —como el té o café—, y cuando se consume en forma de infusión aporta también muy buena hidratación. El único momento en que se debe tener precaución al consumirlo es cuando una persona ya está tomando medicamentos con el propósito de disminuir la glucosa sanguínea. Hay que tener cuidado porque entre ambos se potencian y puede haber una descompensación aguda llamada *hipoglucemia*, es decir, glucosa baja en sangre.

La canela es entonces un ingrediente funcional para aquellos que durante su vida han batallado con mantener los niveles de glucosa e insulina estables, así como para quienes tienen antecedentes de diabetes en su familia. Consumirla puede traer efectos positivos, y afortunadamente su distribución a nivel mundial se ha ampliado en los últimos años y es accesible al bolsillo.

5.7. El ajo y la cebolla mantienen el corazón saludable

El ajo y la cebolla son componentes típicos de la dieta de una gran variedad de países: Rusia, México, España, Grecia, entre otros, y se caracterizan por su fuerte aroma y sabor.

> Estos dos alimentos, que son versátiles en la cocina, deberían ser utilizados de forma constante por todos aquellos con una historia familiar o personal de enfermedades cardiovasculares, diabetes, cáncer o inflamación, pues la variedad de fitoquímicos que contienen los vuelve esenciales en la prevención y tratamiento de estos padecimientos.

Ambos alimentos son parte de las plantas liliáceas, que se caracterizan por tener bulbos, como el puerro. El ajo y la cebolla tienen un metabolismo interno particular: poseen la habilidad de absorber una mayor cantidad de selenio del suelo en donde son cultivados; luego, lo transforman en los llamados *compuestos de selenio*, que son moléculas antioxidantes para quien las ingiere. Estos compuestos han demostrado ser eficaces en la prevención del cáncer gástrico y de colon, así como en el tratamiento de la hipercolesterolemia, piedras en la vesícula y formación de coágulos en las arterias.

Estos compuestos protegen ante un gran número de padecimientos porque el selenio es un cofactor (ayudante) de la enzima glutatión peroxidasa, que se encarga de neutralizar los radicales libres que oxidan todos los tejidos de nuestro cuerpo, los cuales, como ya hemos visto, se generan por nuestro estilo de vida. Digamos que el selenio, que se puede obtener de estos alimentos, potencia esta actividad protectora.

Sin embargo, eso no es lo único positivo que puedes obtener del ajo y la cebolla. Ambos son fascinantes también porque contienen una gran cantidad de compuestos organosulfurados. Estas moléculas con base de azufre —el cual también obtienen de la tierra en grandes cantidades—, ejercen actividades protectoras, pues inducen (activan) la expresión de genes antiinflamatorios y reducen (desactivan) la expresión de genes relacionados con la inflamación y los procesos cancerígenos. Los compuestos organosulfurados son los responsables del sabor y el olor que tienden a alejar a muchos de estos alimentos.

El ajo y la cebolla crean los compuestos organosulfurados para alejar a los predadores, y el hecho de que nos beneficien ha sido mera casualidad. Éstas, como todas las plantas del reino vegetal, han pasado por procesos de evolución que les han permitido sobrevivir en este mundo. Se cree que la formación de estas moléculas de azufre con olor y sabor penetrantes tiene como objetivo la preservación: si un predador comiera el fruto, recibiría a cambio un sabor y aroma desagradables que lo obligarían a alejarse y, junto con él, a su manada, de manera que la planta pueda sobrevivir y se conserve la especie.

Los humanos hemos encontrado formas en que estos olores y sabores puedan ser parte de nuestra cocina, pero no es raro que de primera instancia rechacemos el ajo y la cebolla como consecuencia de estos compuestos de azufre.

Lo interesante sobre los compuestos de selenio y los compuestos organosulfurados es que, en el alimento intacto, se encuentran inactivos. Sólo cuando el ajo y la cebolla han pasado por un proceso de corte o de trituración —como sucede con el tomate— es que éstos se liberan y comienzan a ejercer sus efectos positivos al consumirlos. Por eso, cuando tienes una cebolla frente a ti, ésta no te causa secreción de lágrimas o escurrimiento nasal hasta que decides cortarla.

Los compuestos que se forman dentro de nuestro cuerpo con el selenio y azufre actúan en un nivel profundo de nuestras células, directo en el ADN, y, por tanto, sus efectos sobre la salud son duraderos y significativos.

Sólo toma en cuenta que debes pasarlos por un proceso de corte o trituración, con el fin de que los compuestos finales de ambos minerales se activen y ejerzan en ti las propiedades de beneficio que buscas. Otra forma de sacar mejor provecho de éstos es combinarlos con aceite de oliva, ya que este tipo de grasa provoca una mayor absorción de ellos, y mientras más niveles de compuestos organosulfurados y de selenio existan en la sangre, mayores beneficios obtendrás.

5.8. La jamaica, una bebida refrescante contra la hipertensión

La jamaica, que es el fruto de la planta *Hibiscus sabdariffa*, se ha utilizado en la medicina tradicional de gran cantidad de países por sus efectos positivos, sobre todo a nivel cardiovascular. La cultivan en todo el mundo, en India, Malasia, Arabia Saudita, España, México, Centroamérica, Gambia, Sudán, entre otros. Se cree que gran parte de los beneficios que aporta a la salud ocurre por su alto contenido de antocianinas, ácidos orgánicos y polifenoles.

La forma de utilizar esta planta varía en cada parte del mundo. En algunos lugares, se utilizan los tallos y las hojas cocinadas con cebolla y acompañan a platillos con pescado. En otros países, el uso más común de las hojas es como parte de una ensalada, crudas. En ciertas latitudes utilizan las semillas de jamaica hervidas para preparar sopas. Pero el uso más común es en forma de bebida refrescante o té, lo cual puede ser parte de la rutina diaria de cualquier persona y una alternativa saludable al consumo de agua natural.

Uno de los efectos más estudiados de la jamaica es la disminución del colesterol en la sangre. Se ha demostrado que el consumo de esta bebida ofrece este beneficio a través de varios mecanismos; por ejemplo, si se consume junto con alimentos altos en colesterol —como la carne roja— se inhiben los canales de absorción de esta sustancia a nivel intestinal. Por otro lado, a nivel hepático, inhibe la acción de los genes que forman el colesterol LDL, el que tapa las arterias, y el transporte de triglicéridos en la sangre, dos factores que contribuyen al riesgo de padecer una enfermedad cardiovascular. También aumenta la formación de moléculas de colesterol HDL, que al contrario que las de LDL, limpian las arterias y mejoran la salud cardiovascular de las personas.

En México desde hace muchos años se popularizó beber infusiones de jamaica como parte del tratamiento contra la hipertensión.

Se ha demostrado que la ingesta continua, por al menos cuatro semanas, de 500 mL de esta bebida sin endulzar disminuye la presión arterial hasta en 10%, similar a lo que se logra con algunos fármacos antihipertensivos.

De hecho, las bebidas de jamaica, junto con el cambio de estilo de vida, deberían ser consideradas como intervenciones de primera línea en el tratamiento de una hipertensión moderada. La hipertensión grave debe ser tratada según la consideración del médico por medio de fármacos que resuelvan el problema de manera eficaz y saquen al paciente del riesgo inminente de muerte.

La gente que está diagnosticada con diabetes se beneficia del efecto antiinflamatorio de esta planta. Cuando aumenta la glucosa en la sangre, el cuerpo reacciona formando moléculas inflamatorias, en especial la proteína TNF, conocida también como *factor de necrosis* tumoral. Ésta tiene efectos negativos sobre muchos órganos, en especial sobre los riñones, porque acelera su deterioro, lo cual es el inicio de la nefropatía diabética. Esta condición lleva a una persona a perder la función de este órgano vital, lo cual le impide mantener un balance de los líquidos en su cuerpo y una presión arterial adecuada, y la pone en riesgo de muerte si no recibe tratamientos tediosos y costosos como diálisis renales o un trasplante de riñones. La jamaica disminuye este riesgo al inhibir la formación de TNF para proteger las células renales, además de que disminuye la glucosa e insulina en la sangre, lo cual evita que la diabetes progrese.

El consumo frecuente de jamaica es una decisión sabia que puede formar parte de la rutina de cualquiera. El costo de las hojas es accesible en todos los países donde se cultiva y su sabor es bien aceptado por la mayoría de las personas. La cantidad que se debe tomar depende de si una persona ya tiene algún padecimiento o no, pero lo ideal para quienes buscan prevenir enfermedades y alcanzar un envejecimiento saludable es de 300 a 500 mL por día.

* * *

¿Cuándo poner en práctica lo aprendido en este capítulo? Siempre que sea posible. Las estadísticas muestran que nuestro riesgo de padecer cualquiera de las enfermedades ya mencionadas es alto. Analiza tu árbol genealógico: es posible que encuentres antecedentes de diabetes, presión arterial elevada, cáncer, enfermedades inflamatorias, entre otras. Recuerda que compartes los genes con tu familia y que' todo está escrito, pero nada es una condena.

La nutrigenómica tiene la intención de suprimir, a través de la alimentación, la expresión de los genes que pudieran ocasionar alguna patología. Por lo tanto, si una población es susceptible a una enfermedad, se deben buscar soluciones para atenuar ese riesgo por medios accesibles y que formen parte de la rutina de quienes lo necesitan.

Todos los alimentos mencionados aquí pueden entrar como parte de tu rutina diaria: tomate, frutos rojos, betabel, ajo, cebolla, jamaica, canela y té verde. A éstos agregaría también el aceite de oliva extra virgen y las manzanas. Ambos, debido a su alta concentración de polifenoles, disminuyen la síntesis de genes que promueven la inflamación y, por lo tanto, tienen los mismos efectos preventivos de enfermedades crónicas que todos los compuestos descritos con anterioridad.

Para ver efectos positivos en tu salud, debes consumir estos alimentos de manera continua. El objetivo es mantener en la sangre altos niveles de los compuestos beneficiosos como el licopeno, la EGCG, el óxido nítrico, las antocianinas, etcétera, para que actúen de forma constante defendiendo a tu cuerpo de cualquier daño que el propio paso del tiempo pueda ocasionar. Ésta es la forma que tenemos, no de evitar el envejecimiento —pues eso es imposible—, pero sí de envejecer con calidad.

> Sólo recuerda que los alimentos, por sí solos no serán una panacea. No pienses que por comenzar a incluirlos sin ajustar otras áreas de tu vida lograrás un cambio dramático en tu salud.

Consumir betabel, pero seguir fumando, te seguirá poniendo en riesgo de una menor oxigenación a nivel neuronal. Tomar bebidas de jamaica o consumir té de canela, mientras comes diariamente un alto contenido de azúcar simple y vives de manera sedentaria, te seguirá poniendo en riesgo de diabetes de manera irremediable. La nutrigenómica, como ciencia, procura fortalecer con ajustes sencillos la vida de las personas. Su objetivo es potenciar y restaurar tu salud mediante compuestos nutricionales fáciles de conseguir para que logres vivir y envejecer de la mejor manera, pero siempre deberás acompañar estos cambios con un estilo de vida saludable.

SEIS

Más allá de la nutrición:
los hábitos

Tomar la decisión de estudiar nutrigenética ha sido, en el ámbito profesional, lo mejor que he hecho. El consejo que me dio Gaby, mi maestra, a quien mencioné en las primeras páginas de este libro, ha tenido mucho más impacto del que ella hubiera imaginado. Sin embargo, adentrarme en esta rama de la nutrición fue un proceso complicado que me llevó a cuestionar mucho de lo que había aprendido, y también a comprobar que mis dudas respecto a la nutrición tenían un fundamento científico. Entendí, por fin, por qué mi amiga Lili nunca tuvo éxito en sus citas de nutrición: no se debía a que ella estuviera mal, sino a que las recomendaciones generales no se sincronizaban con sus genes. Además, cuando comencé a estudiar la maestría en nutrigenética, me di cuenta de que no sólo los nutrientes tienen poder sobre la genética y epigenética de las personas. En realidad, los grandes catalizadores de nuestro balance interno, es decir, un buen estado de salud, son nuestros hábitos de alimentación y cuidado personal, como el ejercicio, así como nuestras rutinas de sueño, trabajo y descanso. Las acciones pequeñas que se realizan todos los días, así como los componentes de la dieta que hemos analizado, influyen en la expresión y el silenciamiento de los genes. Quizás esto hoy suena como una obviedad, pero en el 2011 la importancia que se le daba al estilo de vida era nula.

Hay quien describe la nutrición como un escudo a prueba de balas ante cualquier padecimiento. Por supuesto, eso lleva algo de verdad. Sin embargo, como dije antes, ¿qué pasa con quien ya come de manera adecuada pero aun así enferma? Ésa fue la pregunta y tema central del "tiempo extra" de mi papá, como llamó él a su tiempo de vida después de su primer infarto.

Mi padre Gerardo, a sus 54 años, llevaba más de la mitad de su vida fumando. Sus ciclos de sueño eran, en promedio, de cuatro o cinco horas por día, y lo que es aún peor, no siempre por la noche. Era anestesiólogo, y su especialidad —las cirugías cardiovasculares— no obedecía a un horario típico de trabajo. Recargaba energía, en especial por las noches o muy temprano en la mañana, con varias tazas de café. ¿Padecía de estrés? Sí, siempre, en especial porque trabajaba con personas que se encontraban balanceándose entre la vida y la muerte. Mi papá salvó muchas vidas mientras, sin saberlo, sacrificaba la suya. Ahora me doy cuenta de que era evidente que se dirigía hacia un infarto, no sólo por su epigenética, que analizamos páginas atrás, sino también por los focos rojos en su estilo de vida. Gerardo comía de forma saludable: tomaba al menos dos frutas al día, sus platillos diarios iban acompañados de verduras, y además hacía algo de ejercicio, el necesario para su edad. También era una persona delgada. La delgadez es idealizada por los médicos, es decir, para ellos una persona delgada goza de salud sólo por mantener un peso ideal. Mi papá pensaba lo mismo, así que no había razón alguna, dentro de su lógica, para someterse a revisiones médicas periódicas. Mi papá tenía este sesgo que le fue inculcado en la escuela de medicina, una idea que por desgracia sigue reproduciéndose en cada uno de los médicos que cuida y cuidará de nosotros: delgado es igual a saludable, y padecer de sobrepeso es sinónimo de enfermedad. Mi papá se infartó porque nunca hubo quien volteara a evaluar sus hábitos, sus rutinas de sueño, su nivel de estrés.

> Mi papá se infartó porque la Medicina de Estilo de Vida aún no existía.

La Medicina de Estilo de Vida (MEV) se basa en el reconocimiento del papel protagónico que desempeñan las rutinas y hábitos de una persona en el riesgo de padecer enfermedades crónicas. Las intervenciones que propone este acercamiento complementan la medicina alopática, que parte del uso de fármacos: se trata de ajustes en el estilo de vida con el fin de que una persona pueda disminuir el riesgo o frenar el avance de una enfermedad, sin hacer a un lado cualquier tratamiento o intervención médica necesarios.

Este tipo de práctica médica es contrario a la *lazy medicine* (medicina perezosa), en la que el profesional de la salud achaca toda dolencia al peso del paciente. La MEV examina otros aspectos, como la actividad física, los ciclos de sueño, el estrés, el uso de sustancias adictivas y las relaciones psicosociales para conocer todos los factores ambientales que contribuyen al riesgo de una enfermedad y, con eso, sugerir ajustes puntuales. Cuando la MEV se hace en conjunto con la nutrigenética, se logra una sincronización entre el ambiente externo e interno de una persona, y se les da una absoluta prioridad a los genes que, como ya hemos visto, son los que mandan.

Gracias al conocimiento que has adquirido hasta este momento sobre la fusión de la alimentación y la genética, dejarás de ver las recomendaciones de nutrición generales como verdades absolutas. Esto nos obliga a todos a no extrapolar hacia un grupo específico de personas aquello que a nosotros nos hizo sentir "mejor".

> Lo que es funcional para unos, a otros les será dañino, no sólo en la alimentación como en todos los casos que ya hemos visto, sino en cualquier aspecto del estilo de vida.

De hecho, según todo lo que hemos evaluado hasta el momento, si juntáramos todos los libros de nutrición, dietas y consejos para mejorar la salud, y tomáramos en cuenta sus recomendaciones para un programa de alimentación "perfecto", nos quedaríamos sin comer. Mientras que unos libros nos dicen "deja de comer proteínas animales", otros basan sus recomendaciones en la ingesta de estos productos. Hay corrientes dietéticas que te invitan a comer sólo aquello que viene de la naturaleza, y otras que aseguran que no tenemos forma de digerir los componentes vegetales y, por lo tanto, son los causantes de toda enfermedad. Luego están las dietas libres de gluten, lactosa, lectinas... "libres" de todo aquello que te puedas imaginar. Quiero pensar que estas corrientes iniciaron porque a una persona le hizo bien seguirlas y decidió compartirlas con la intención de ayudar. Sin embargo, extrapolarlas y prometer salud a quien las siga hace que la gente olvide que el resto de sus actitudes y actividades diarias son igual de importantes.

En ocasiones, claro está, siguiendo recomendaciones generales encontrarás resultados positivos. ¡Felicidades! Después de varios intentos fallidos, te sacaste la lotería. No hay peor lucha que la que no se intenta, eso queda claro, pero la prueba y el error no son necesarios cuando la genética está a tu alcance para ser analizada y obtener las recomendaciones de salud precisas y adecuadas para ti.

Pero, más allá de los alimentos, para lograr una vejez saludable y asegurar la longevidad, debes incorporar ciertos cambios de manera diaria hasta que se conviertan en hábitos. Estas acciones que se llevan a cabo día con día van dejando huellas positivas o negativas sobre los genes: los prenden y los apagan diariamente, de manera que te acercan o alejan del riesgo de desarrollar alguna enfermedad. Los hábitos de una persona van cambiando de acuerdo con el capítulo de su vida. Cada vez que cambias de capítulo sin estar consciente de ello, sigues unas rutinas y hábitos sin haberlos pensado previamente y sin una clara visión de lo que quieres lograr.

> Es importante que al intentar modificar tu estilo de vida con la intención de alcanzar una vejez saludable y ser longevo, conozcas qué es lo mejor para ti desde tus genes, planifiques cómo llegar a esa meta y seas constante.

En el capítulo uno mencioné que la longevidad está escrita en los genes, pero que éstos sólo influyen en pequeña proporción sobre la cantidad de años que podrías vivir. Puedes mantener estos genes, llamados *sirtuinas*, activos por medio de estas rutinas y acciones diarias. Activarlos ocasiona que haya un retraso en la senescencia celular, pues se impide que el estrés oxidativo se acumule y ocasione daños que inicien su declive funcional. Activar las sirtuinas, aunque influyan en tu longevidad de una forma tan mínima como

5% o tan grande como un 35%, vale la pena para evitar el envejecimiento físico o el deterioro cognitivo a una edad temprana.

La mayoría de los alimentos que se han mencionado hasta el momento tienen un efecto positivo sobre la activación de estos genes por otros componentes que poseen, distintos a los ya analizados. Por ejemplo, el té verde, los activa por las diferentes catequinas que contiene. Los frutos rojos, por su contenido de resveratrol (el mismo de las uvas y el vino tinto), y los lácteos lo logran, en especial dentro de células musculares, por su contenido de calcio y leucina, un aminoácido encontrado en la leche de vaca.

> Lo que más potencia la activación de las sirtuinas y retrasa el proceso de senescencia celular es tu estilo de vida, que se conforma, además de tu alimentación, por el ejercicio que hagas, tus ciclos de luz y oscuridad, tu exposición al estrés, tu estado emocional y el uso de sustancias adictivas.

Lo mejor que puedes hacer para blindar tus genes de un envejecimiento temprano, dándoles la mejor protección epigenética que provea a tu yo futuro de una vejez con independencia, dignidad, felicidad y lucidez, es sincronizar tu estilo de vida con tus genes. Hoy tienes la oportunidad de hacerlo y mientras más temprano lo hagas, mayores posibilidades tendrás de vivir mejor. Asimismo, si deseas tener hijos, mientras más tiempo lleves cuidando tu salud, también mejores posibilidades tienes de crear para su ADN un epigenoma que los resguarde de aquellos riesgos que les vas a heredar al azar.

6.1. El tipo de ejercicio que es ideal para mí

Todos los superhéroes de ficción poseen habilidades físicas extraordinarias. Su fuerza les permite volar, escalar edificios, detener trenes que van a alta velocidad, nadar por mucho tiempo bajo el agua, etcétera. Aunque nosotros no estemos luchando contra villanos externos, diariamente estamos luchando contra ciertas moléculas en nuestro cuerpo que provocan oxidación y daño celular. Nosotros no necesitamos tener gran fuerza muscular para detener un tren, pero sí la necesitamos para que nuestros pulmones funcionen de forma óptima y podamos tener una mejor recuperación de una enfermedad respiratoria. Quizá no necesites poseer la capacidad de escalar edificios sin cansarte, pero sí necesitas que tu corazón tenga fuerza para latir de forma indefinida, sin descanso, toda tu vida. El objetivo de la actividad física es que ganes resiliencia para tus órganos vitales y éstos mantengan su estructura y función por más tiempo. Realizando la actividad física ideal según tu código genético tienes la oportunidad de convertirte en tu propio superhéroe, pues sabrás cómo mantener en óptimas condiciones tu corazón, pulmones y músculos.

> El ejercicio no es una moda, es una necesidad personal.

Alguna vez leí que las tendencias en moda regresan cada 20 o 30 años. La misma ventana de tiempo se ajusta a las tendencias en el ejercicio. Cada que aparece uno nuevo, llega con promesas sobre cómo esa actividad mejorará de forma infalible la salud de las personas y podrán llegar a su peso ideal.

> La idea romántica de la delgadez no sólo está presente en el ámbito médico. La promesa de la pérdida de peso a través del ejercicio es una industria multimillonaria.

Repetiré esto hasta cansarme: el objetivo de la actividad física nunca ha sido cambiar el cuerpo de una persona. El objetivo del movimiento debe ser, siempre, aumentar la resiliencia física de quien lo hace.

El ejercicio, cuando se hace de forma adecuada, mejora la circulación sanguínea y permite una mayor oxigenación a nivel cerebral que evita el deterioro cognitivo, aumenta la fuerza con la que late el músculo cardiaco y, por otro lado, permite que los pulmones tengan un intercambio adecuado de oxígeno con el ambiente. Estas tres consecuencias de la actividad física nos llevan a disminuir el riesgo de contraer enfermedades crónicas. Sin embargo, no cualquier ejercicio producirá estos efectos.

La actividad física provoca un aumento en la frecuencia cardiaca, es decir, el número de latidos por minuto del corazón. Esto puede ocasionar dos respuestas distintas en nuestro organismo. La primera, la que queremos: que nuestro cuerpo vea ese momento como un reto y una oportunidad de mejorar su condición física; la segunda, que no buscamos: que considere ese estímulo como estrés, pues bajo esta situación —como vimos— formamos radicales libres de oxígeno que dañan el ADN y activan cascadas de inflamación que nos predisponen a padecer enfermedades.

> La razón por la que nuestro cuerpo confunde el ejercicio con estrés o peligro físico es que la frecuencia cardiaca se eleva de la misma forma bajo ambas condiciones.

Visualízalo de esta forma: estás en tu clase de *spinning* a toda velocidad, sudando como nunca, no puedes ni respirar bien y tú, mientras "sufres", piensas que eso te llevará a gozar de mejor salud. No obstante, al mismo tiempo, tu sistema nervioso piensa que vas en bicicleta huyendo de algo o alguien que busca hacerte daño y esto ocasiona que aumenten en tu sangre las hormonas de estrés como el cortisol que, en exceso, deteriora tus músculos, dificulta la pérdida de grasa y disminuye tu oxigenación. Bajo este estrés te alejas de la meta que buscas y ni tu cerebro ni tu corazón ni tus pulmones se benefician.

Lo anterior depende de tus genes. Existe un gran grupo de personas a quienes el ejercicio intenso les ayuda a mejorar su salud, mientras que otras consiguen lo mismo sin necesidad de realizar actividades extenuantes. Como ya dije, lo importante no es lo que le funciona a la mayoría, sino lo que te funciona a ti. ¿Con cuál ejercicio te sientes mejor?

Genes como el ADRB3 y ACE nos hablan sobre la percepción del sistema nervioso respecto a la frecuencia cardiaca. Los estudios genéticos que los analizan sirven para estimar la frecuencia cardiaca con la que una persona puede oxigenar de forma correcta sus órganos durante la sesión de entrenamiento, así como llegar a usar la grasa como fuente de energía (que es la meta de mucha gente mientras realiza actividad física: "se quema la grasa", habrás escuchado). Estos genes muestran cuál debe ser la intensidad adecuada para la actividad física que realices: moderada o intensa. Es la gran diferencia entre caminar o correr, ir en bicicleta de ruta o montaña, nadar distancias largas o nadar a velocidad. Puedes realizar cualquier ejercicio que te guste, siempre y cuando adaptes tu frecuencia cardiaca a la ideal para tu cuerpo.

Por otro lado, el genotipo que se obtenga del gen ACTN3 indica tu tipo de fibra muscular, cosa que antes sólo se lograba por medio de una biopsia para analizar bajo microscopio las células musculares. Conocer el tipo de fibras musculares que predominan en tu cuerpo te sirve para elegir programas de ejercicio en los que puedas lograr una mayor tasa de éxito, ya que tus músculos podrán funcionar acorde con el objetivo para el que han sido creados. Si una persona posee el genotipo para fibras musculares largas TT, se beneficiará de ejercicios aeróbicos como trote, caminata, natación o bicicleta; mientras que si su genotipo es CC, quiere decir que tiene mayor proporción de fibras musculares cortas y su ejercicio ideal implica actividades de fuerza, como pesas o ejercicios funcionales. También están aquellos que yo considero como los más afortunados, cuyas fibras son mixtas pues su genotipo es TC: estas personas pueden realizar actividades de ambos tipos y obtener una mejor condición física.

La variabilidad genética entre individuos es la responsable de que existan tantos tipos de ejercicios y todos le funcionen a un grupo de personas y a otro no. Hay quienes tienen un mejor desempeño en actividades de bajo impacto y fuerza, como yoga o pilates; mientras que otros mejoran su salud con actividades de alta intensidad y resistencia, como bicicleta, box o natación. De pronto, un grupo de personas, a quienes les va bien una actividad y ven resultados positivos, la explotan a manera de negocio y, en el proceso de prueba y error, una gran cantidad de seguidores la intentan. Algunos tendrán éxito, otros no. Está bien intentarlo, pero si realizando un ejercicio tu salud comienza a deteriorarse, es importante parar y buscar algo diferente. No caigas en el error de comparar tus resultados con los de otras personas porque, incluso en el ejercicio, el éxito depende de los genes.

El objetivo del ejercicio es que ganes resiliencia. Si logras mejorar y mantener el funcionamiento de tus órganos vitales, estarás contribuyendo a un envejecimiento saludable, pues con una masa muscular adecuada podrás ejecutar por ti mismo tus actividades cotidianas y no depender de otras personas (cuidadores) u objetos (bastones, sillas de ruedas o andaderas). Varios estudios han demostrado que la actividad física protege a las personas ante el riesgo de alzhéimer por la oxigenación que aporta a nivel neuronal. Ser longevo mientras exista funcionalidad es la meta que todos deberíamos tener en la vida. Hoy, antes de escribir estas páginas, mi paciente Juan me platicó que su familia tiende a vivir muchos años. Su papá tiene 99 años, y su madre, 97; él quiere lograr lo mismo. "Juan, tú más que nadie debes proteger tu salud, porque la longevidad tiene influencia genética, y si ya varias generaciones han vivido tantos años, es posible que tú también lo logres. Queda en ti decidir si esos años los gozarás o los sufrirás", le dije antes de escribir sus recomendaciones de actividad física.

Sería bueno que después de esta lectura, si no dispones de un examen genético, analices cómo te sientes con la actividad física que realizas y si estás obteniendo el resultado que buscas. La forma idónea de tomar decisiones es basándolas en datos concretos y no subjetivos. Por lo tanto, te recomiendo analizar tu frecuencia cardiaca durante tu actividad y llevar una bitácora de los cambios que has notado desde que comenzaste tu rutina. Mientras más datos obtengas, mejores decisiones podrás tomar; así que sé constante por un periodo de varias semanas y evalúa qué tanto te has acercado a tus metas: mejorar tu fuerza, respirar mejor, disminuir tu estrés y mejorar tu ciclo de sueño y quizá tu porcentaje de grasa, si acaso éste es un factor importante para ti. Si de tu actividad actual no estás obteniendo los objetivos deseados, cambia la intensidad con que la haces; quizá ése es el cambio que debas llevar a cabo. Si terminas muy adolorido de tus rutinas y tu fuerza no mejora, prueba disminuyendo el peso externo (pesas o mancuernas) que utilizas para no lastimarte. Y algo importante, en especial si no sabes con exactitud qué es lo mejor para ti: realiza una variedad de ejercicios, no siempre el mismo; así podrás tener más oportunidades de hacer el ideal para ti en algún momento de tu semana.

6.2. Los ciclos de sueño

Algunos crecimos escuchando la frase: "Si no duermes, no vas a crecer". Quienes somos papás, seguro la hemos usado más de una vez. Es un dicho cierto porque cuando duermes tus células tienen la oportunidad de recuperarse del daño de tus actividades diarias, se repara tu ADN y el descanso adecuado le da espacio al cuerpo para formar nuevas células. Esto en los niños permite un crecimiento lineal, mientras que en los adultos mantiene la estructura muscular y desacelera el deterioro de los huesos. Dormir es reparador, pero pocas veces le damos la importancia adecuada.

El sueño es parte del ciclo bajo el cual se rige el funcionamiento adecuado del cuerpo, llamado *ciclo circadiano*. Éste consta de oscilaciones biológicas (hormonas y comportamientos) que se llevan a cabo en el organismo. En los humanos, por ejemplo, tiene una duración de 24 horas. Lo que marca el principio, fin y repetición de estas oscilaciones son la luz y la oscuridad. Ambas son las señales más fuertes que recibimos para cambiar el modo de uso de energía: gastarla durante el ciclo de luz y recuperarla durante la oscuridad. Estamos programados para realizar actividades físicas y cognitivas durante el día, mientras que la noche debe ser dedicada de forma exclusiva al descanso. Aunque hay personas que sienten que por la noche pueden realizar más actividad —lo cual tiene que ver con el gen que analizaremos a continuación—, no es lo ideal, pues se afectan a largo plazo las oscilaciones hormonales y las lleva a un desbalance interno que provoca enfermedades.

Mantener un ciclo circadiano firme, sin interrupciones, tal como van las manecillas del reloj, promueve que las hormonas que oscilan en tu cuerpo se secreten en horarios adecuados. El cortisol, la insulina, la melatonina, la hormona del crecimiento y otras tienen un horario específico para ejercer sus funciones, y, si se interrumpe su flujo, se acumulan los daños celulares que de forma constante dan origen a enfermedades crónicas. La diferencia entre cuánto debe durar el ciclo de oscuridad entre persona y persona es variable y depende, como siempre, de la genética.

Un gen de suma importancia en la duración del sueño es el CLOCK. Según el genotipo, la señal del sueño se puede dar de forma temprana o tardía, y la duración y profundidad de éste pueden ser mayores o menores.

Aquellos con la variante GG tienen un ciclo de sueño de menor duración, cuya señal de inicio se puede extender hasta altas horas de la noche, en especial cuando se exponen a la luz o actividades recreativas. Es el típico amigo que puede durar en una fiesta hasta la madrugada y sigue con energía. Además, al momento de ir a dormir tienen un sueño ligero, que se interrumpe con facilidad, y eso provoca que, al dormir poco, tengan mayor dificultad para concentrarse al día siguiente, e incluso muestran cambios marcados de humor. Quienes tienen el genotipo GG están programados de esta forma porque se trata de un gen que durante la evolución de la humanidad fue útil: menos horas de sueño, y que además fuera ligero, permitía estar al pendiente de peligros inminentes, lo cual se traduce en mejores oportunidades de supervivencia. Desafortunadamente, esta fácil interrupción en su ciclo de descanso los hace más propensos a padecer enfermedades cardiovasculares.

> Si se crea el hábito de dormir después de las 11 p. m. estará aumentando cuatro veces el riesgo de hipertensión e infartos.

Las personas que tienen este genotipo deben ser estrictas con sus rutinas de sueño y, de preferencia, obligarse a dormir antes de esta hora. Como puede ser difícil para ellos, es posible optar por el uso de suplementos como la melatonina para lograr un ciclo de sueño más profundo, o magnesio, para que el sueño sea más reparador. Es muy importante evitar la actividad física tres horas antes de ir a dormir por su alta sensibilidad a las endorfinas que se forman durante el ejercicio, ya que los mantienen en un estado de alerta y energía mayor que los llevará a desvelarse y con el tiempo aumentar su riesgo cardiovascular. Cambios sencillos como las horas de sueño pueden aumentar o disminuir tu riesgo de una muerte prematura.

Por otro lado, las personas con la variante AA en el gen CLOCK tienen la necesidad de cumplir con más horas de sueño. Es gente que sólo siente que descansa cuando ha dormido entre siete u ocho horas, y es importante que cumplan con esta duración del sueño porque a ellos les toma más tiempo la reparación de sus tejidos y ADN por la noche. Aquellos con el genotipo AA tienen la ventaja de que pocas horas de sueño, de vez en cuando, no los afectan en procesos cognitivos ni en su humor, pues son más resistentes ante la falta de sueño. Sin embargo, esta interrupción de forma constante aumenta su riesgo de diabetes tipo 2, pues, como les cuesta mucho estar despiertos en horarios nocturnos, buscan mantenerse con energía por otros medios, como los alimentos altos en azúcar. Además, pueden abusar de bebidas estimulantes como el café, y así aumentan su riesgo de padecer una enfermedad cardiovascular, ya que el corazón recibe una estimulación mayor en un horario en el que, en teoría, debería descansar e ir más lento.

Los desvelos constantes, así como el sueño fragmentado, afectan las posibilidades de un envejecimiento saludable porque no permiten la reparación adecuada de los tejidos del cuerpo y llevan a un declive temprano de las funciones cognitivas, como pérdida de memoria a corto plazo, menor concentración, control emocional deficiente, y con todo ello existe un mayor riesgo de padecer condiciones neurodegenerativas, como alzhéimer, o psiquiátricas, como depresión y enfermedad bipolar. Recuerda que todas las enfermedades que puedes llegar a padecer están escritas en tus genes y sólo necesitas un detonante ambiental. No dejes que la falta de sueño ponga en riesgo tu funcionalidad futura.

Por otro lado, hemos mencionado a lo largo del libro la importancia de mantener una estructura ósea adecuada para preservar la independencia física durante la vejez. Pues bien, el sueño juega un rol importante en la prevención de la pérdida de la densidad de los huesos que da lugar al diagnóstico de osteoporosis. Ésta se ha relacionado con la fragmentación del sueño, es decir, con despertar de forma constante por la noche. Esto es más probable en personas cuyo genotipo determina un ciclo de sueño ligero (el GG): al despertar en horarios inusuales se activan sistemas de estrés en el cuerpo (en teoría no deberíamos despertar, y si lo hacemos es porque hay un peligro a nuestro alrededor); el estrés secreta hormonas que ocasionan que de los huesos salga mayor cantidad de calcio de la que está ingresando en el cuerpo, y así la microarquitectura del hueso comienza a debilitarse. La osteoporosis afecta la calidad de vida por el alto riesgo de fracturas que podrían ocasionar inmovilización en las personas y, por lo tanto, la pérdida de independencia para las actividades diarias, además de ser una enfermedad que causa dolor constante y restricción de movimiento tanto por miedo como por precaución ante accidentes.

Otro beneficio del descanso adecuado se da sobre dos órganos vitales: el cerebro y el corazón. Ambos durante el día se someten a una gran demanda de actividad y es sólo por la noche cuando tienen la oportunidad de descansar. La frecuencia cardiaca se encuentra más elevada en el día porque es cuando estamos en movimiento y el cerebro realiza más funciones cognitivas por el estado de alerta en que nos encontramos. Su único momento de descanso es por la noche, y no porque dejen de funcionar, sino porque baja su actividad para recuperar fuerza y trabajar de manera adecuada al día siguiente. En el cerebro, por ejemplo, el sueño adecuado permite que varias enzimas lleguen a las neuronas y "limpien" desechos metabólicos que se forman durante el día, como las placas beta-amiloide que se quedan entre las neuronas y son las que dan pie al alzhéimer. Limpiar estas placas y remover la proteína tau del cerebro —también alta en pacientes con esta enfermedad— permite que las conexiones neuronales se mantengan funcionales y así prevenir o retrasar el inicio de este padecimiento. Seguro lo has sentido: cuando no duermes bien se te olvidan más las cosas y estás distraído al día siguiente. Si esto se vuelve parte de tu vida cotidiana, es más probable que en la vejez continúes con este problema, pero en mayor potencia.

Dormir después de las 11 p. m. ocasiona mayor riesgo de infartos porque el corazón trabaja a marchas forzadas cuando en realidad debería estar descansando. Imagina que te obligan a correr un medio maratón (21 km) cuando tú sólo estás acostumbrado a carreras de cinco. Ese trabajo extra te agotará tanto que es posible que necesites varios días para recuperarte. Lo mismo pasa con el corazón, con la diferencia de que éste no se puede acostumbrar a dormir menos. Este órgano está programado para tener ciclos de descanso que van a la par con las hormonas que sólo se secretan por la noche. Se logra mantener la salud cardiovascular sólo cuando el corazón disminuye al menos 20 latidos por minuto cuando duermes, en relación con la forma en que late en el día. Por ejemplo, si durante tus actividades diarias tu corazón late a 80 por minuto, por la noche deberá bajar, al menos, a 60. Esta diferencia nos indica que hay un descanso, y hoy es fácil analizarlo por medio de relojes inteligentes y las apps que los acompañan.

Si todo lo anterior resulta excesivamente rígido para ti y dormir antes de las 11 p. m. no es algo que puedas lograr, debes intentar al menos establecer una rutina constante. Quizá tu horario de dormir, por genética o trabajo, sea después de esta hora; está bien, sólo sé consistente en tus horas de sueño y no las cambies de forma abrupta.

Para poder dormir y formar rutinas de sueño es importante que anticipemos que iremos a descansar, es decir, que todo nuestro cuerpo comience a entrar en el *mood* de descanso unos minutos u horas antes. Una hora antes de ir a la cama, prepárate para ello: toma un baño con agua tibia y esto permitirá que tu temperatura se adapte mejor para descansar; ponte tu ropa de dormir, que sea cómoda; deja a un lado pantallas y estimulación visual que te llevan a estar alerta; disminuye la intensidad de la luz en tu habitación; realiza alguna meditación guiada o practica técnicas de respiración para dormir mejor. Formar rutinas lleva a nuestro cerebro a anticipar el siguiente movimiento y, por lo tanto, estar preparado para él. Si eres de los que necesitan más de 30 minutos en la cama para poder conciliar el sueño, estos hábitos te ayudarán a hacerlo más fácilmente.

El concepto que se tiene sobre "dormir bien" varía de persona en persona: hay quienes lo cuentan como horas de sueño, hay quienes lo califican según su energía al despertar. Sin embargo, todos debemos apuntar a un sueño profundo, continuo y reparador que comience, de preferencia, antes de las 11 p. m., aun cuando nuestro código genético determine que nos podemos desvelar.

Existe una condición llamada síndrome de apnea obstructiva del sueño (SAOS), que supone que haya periodos de cese de respiración que ocasionan despertares nocturnos, pues el cuerpo siente que se está asfixiando al no recibir suficiente oxígeno. Hay algunos genes relacionados con este padecimiento y es común que, si alguien en la familia lo presenta, los demás tengan un riesgo alto de padecerlo. El signo más distintivo de este padecimiento es el ronquido. Roncar es común, pero no es normal, pues es el resultado de una dificultad en la respiración. Si una persona que ronca o tiene SAOS toma fármacos sin supervisión médica, puede que su sueño se vuelva tan profundo que no despierte en el cese de respiración; esto es, la toma de fármacos sin control médico puede provocar la muerte. Antes del uso de cualquier suplemento o medicamento, intenta arreglar tu ambiente externo para dormir mejor, forma una rutina que te ayude a anticipar tu ciclo de sueño, y si esto no funciona, acude con un especialista para analizar otras formas de tratamiento.

6.3. El manejo del estrés

La Segunda Guerra Mundial, el Holocausto, la guerra de Vietnam, el 11 de septiembre en Estados Unidos. Éstos han sido momentos en la historia que se distinguen por el sufrimiento que trajeron a quienes fueron parte de ello. Las decisiones políticas que se tomaron en ese momento impactaron no sólo en la relación entre los diferentes países, sino también en la salud de varias generaciones. Es innegable que todo lo que nos rodea nos afecta y tiene un efecto profundo en nuestro ADN. El estrés que se vivió en ciertas épocas por la guerra, la falta de alimentos, las muertes, entre otras tragedias, ocasionó un acúmulo de daños a nivel epigenético y no debe sorprendernos que décadas después las enfermedades crónico-degenerativas se hayan disparado junto con los padecimientos psiquiátricos.

A lo anterior sumemos un dato interesante:

La generación que hoy es económicamente activa, que está entre sus 20 y 50 años, si bien no vive en estado de guerra, sí vive otras situaciones estresantes que no deben menospreciarse, las cuales están debilitando tanto su cuerpo que sus órganos clave están envejeciendo a gran velocidad.

Carlos, de 48 años, llegó a urgencias con lo que él pensaba que era un ataque de ansiedad cuando, en realidad, era un infarto. Isaac tuvo un episodio de psicosis después de pasar tres días sin dormir y abusando de bebidas estimulantes para entregar su tesis doctoral hace unos meses. Adriana tuvo una intervención en los músculos de la espalda porque pasó largas jornadas en la computadora bajo el estrés de entregar proyectos en fechas límites, lo que le ocasionó contracturas incapacitantes. Un corazón que no sabe cómo latir, un cerebro abatido y unos músculos inservibles… así es como se ve el estrés en la actualidad y debe ponerse un alto a ello. Si analizamos los tres casos anteriores, Carlos tuvo la suerte de llegar a tiempo y continuar con vida; a Isaac, si no cambia sus rutinas, de nada le servirán todos sus estudios, pues con brotes psicóticos será difícil mantener un trabajo; mientras que Adriana, de continuar con sus contracturas, es posible que cuando llegue a la vejez deba usar fajas para mantener su postura o andaderas para caminar. Qué lejos puede llegar el estrés, ¿verdad?

Llamamos estrés a la respuesta que nuestro cuerpo ofrece ante un estímulo angustioso, de desequilibrio o de tensión, que puede ser resultado de diferentes factores: los alimentos que causan malestar, un ejercicio más intenso de lo que somos capaces de soportar, un horario de sueño inadecuado, el uso de sustancias dañinas como el cigarro o el alcohol y, claro, el estrés psicológico que puede suceder por problemas laborales, familiares, de la escuela, de relaciones románticas, etcétera. La relación entre el estrés y el riesgo a padecer una enfermedad —como un problema cardiovascular o una depresión— está escrita en el ADN. Así como nuestro cuerpo cuenta con la capacidad de formar moléculas de estrés, también tiene mecanismos para deshacerse de ellas y éstos funcionan de acuerdo con los genes, de los que depende también el efecto a largo plazo de las situaciones estresantes.

> No se trata de que no generes estrés, se trata de qué tan rápido te deshaces de él.

Uno de los genes que se deben analizar para conocer la resiliencia genética ante los eventos estresantes, es decir, qué tan pronto nos podemos liberar de estas moléculas en nuestro cuerpo, es el COMT, del cual se pueden encontrar las variantes GG, AA y AG. Las personas se pueden dividir, según su genotipo, en *warriors* (GG), *worriers* (AA), y los que se encuentran entre una personalidad y otra. Digo personalidad porque, según el modo de reaccionar a los estímulos externos, percibimos de cierta manera a las personas: impulsivas, aprensivas, emotivas, nerviosas, etcétera.

Quienes llevan la variante GG, los *warriors*, son personas que bajo estímulos estresantes saben actuar de forma rápida y efectiva para encontrar la solución a su problema. Digamos que alguien ve a una persona que se accidenta y la ayuda de inmediato en lugar de que el miedo la paralice. Los *warriors* son personas que sufren menos daño por el estrés a largo plazo, pues sacan más rápido de su cuerpo las moléculas que se forman; sin embargo, la exposición constante a estas situaciones los condiciona a volverse personas impulsivas y con un riesgo mayor a un paro cardiaco súbito.

Por otro lado, los AA o *worriers* son personas que bajo un estímulo estresante no actúan de forma rápida, pues su personalidad las orilla a tomar decisiones con más calma, pero también con miedo e incertidumbre. En el mismo escenario de ver que alguien sufre un accidente, los *worriers* son personas que, en vez de ayudar, se paralizan al ver dicho acontecimiento y se asustan más. Su capacidad de recuperarse de eventos así, es decir, de deshacerse de las moléculas de estrés generadas en su cuerpo, es mucho menor, ya que el gen COMT actúa lento. Suelen ser personalidades con características ansiosas o depresivas. Esto, a largo plazo, aumenta su riesgo de hipertensión, cáncer y diabetes por el estrés oxidativo que estas moléculas generan en su interior.

Para quienes se encuentran entre *warriors* y *worriers*, es la situación en particular lo que dicta su forma de actuar y, por lo tanto, su riesgo a padecer una enfermedad cardiovascular o depresión. Es decir, parten de sus experiencias previas para actuar o no: si ésta les dice que hay una solución, no dudan en tomarla y actúan con rapidez; no obstante, si han visto que ante una situación determinada no hay aparentemente ninguna salida, es posible que terminen por paralizarse.

La genética no es una condena y se puede aprender a utilizarla a tu favor: si tienes el genotipo GG, entonces deberás adoptar herramientas como la meditación, el *mindfulness*, la respiración consciente, que te ayuden a guardar más la calma y evitar ser impulsivo ante situaciones que no requieren actuar rápido. Es tu forma de alejarte de una muerte repentina. Por otro lado, si tu genotipo es AA y te has dado cuenta de que constantemente te encuentras ideando posibles resultados de algún evento —en un intento de predecir el futuro—, sería bueno que buscaras alguna terapia que te lleve a disfrutar más el presente sin pensar de manera ansiosa en el mañana o reviviendo las situaciones estresantes del pasado.

El estrés, en definitiva, es únicamente nuestra respuesta ante un estímulo determinado. Nuestra reacción, de forma impulsiva o con calma, está marcada en nuestros genes y es parte de nuestra personalidad. Ninguna forma del gen por sí sola es mala, ya que, por un lado, la impulsividad obliga a actuar de forma rápida —lo cual es útil bajo peligro—, mientras que tomar las cosas con calma sirve para evaluar escenarios y llegar a decisiones más acertadas.

Sin embargo, estar sometidos a estrés de forma constante se asocia con diferentes enfermedades cardiovasculares o depresión, dos de las patologías que van en mayor crecimiento en el mundo, pues vivimos en una sociedad que exige mucho y deja poco tiempo al descanso y el cuidado de la salud emocional.

6.4. El riesgo al ingerir alcohol

La ingesta de alcohol ha sido uno de los temas más controversiales en la nutrición en las últimas décadas. Muchos artículos hablan sobre su efecto positivo haciendo referencia al consumo de vino en los países mediterráneos y la asociación que hay entre éste, la salud cardiovascular y la longevidad de las que se goza en esta región del mundo; mientras que otros investigadores aseguran que el alcohol es un potente oxidante y se relaciona con una gran cantidad de padecimientos. Durante mucho tiempo se buscó la cantidad de alcohol adecuada para modular el riesgo de enfermedades crónicas con la idea de que, por alguna cuestión metabólica, sería útil ingerirlo. De hecho, entre 2005 y 2010 a las mujeres embarazadas se les permitía beber una copa o una cerveza cada cierto tiempo. Hoy sabemos más sobre el alcohol y podemos decir quién tuvo la razón desde un inicio.

El alcohol, en efecto, es un oxidante potente. Se ha establecido que no existe un límite mínimo en su ingesta para ningún grupo de personas: embarazadas, no embarazadas, hombres, niños, ancianos. Como se desconoce la manera en que cada persona procesa estas bebidas, no hay recomendaciones generales. La diferencia de la potencia del efecto negativo de las bebidas alcohólicas sobre la salud de algunas personas depende de los genes que se encargan de metabolizar esta sustancia a nivel hepático.

Cuando ingieres bebidas alcohólicas, sin importar cuál sea, introduces etanol a tu cuerpo. La cantidad dependerá de la bebida de preferencia, pero todo alcohol ingerido llega como etanol al hígado. Este órgano metaboliza cualquier sustancia que llegue a él, y cuando llegan nutrientes, el hígado los utiliza para formar compuestos esenciales (proteínas, hormonas, células del sistema inmunitario), pero cuando llegan xenobióticos (sustancias que el cuerpo no reconoce como propias), el hígado prioriza su descomposición para desecharlos lo más pronto posible por la toxicidad que podrían causar. El alcohol forma parte de éstos y el hígado lo transforma en otras sustancias antes de desecharlo.

Para este proceso se usan enzimas formadas por los genes ADH1B y ALDH2. Primero, el etanol se transforma en acetaldehído gracias a las enzimas producidas por el gen ADH1B. Esta nueva sustancia tiene un alto grado de toxicidad y es responsable de la asociación de estas bebidas con el cáncer hepático, gástrico, de mama, de colon, entre otros. Quienes poseen el genotipo TT del gen ADH1B transforman rápidamente el etanol en esta nueva sustancia y la cantidad en la sangre aumenta rápidamente, así como su potencial oxidativo en los órganos ya mencionados.

Después, el acetaldehído debe ser transformado en acetato, una sustancia que no es tan tóxica para los tejidos, y es el paso previo a desechar el alcohol del cuerpo. La velocidad y efectividad de este último paso viene dictado por el gen ALDH2, y quienes tienen el genotipo AA tardan más en lograrlo, lo que ocasiona que el acetaldehído permanezca más tiempo en la sangre y, por lo tanto, su efecto tóxico es mayor en los tejidos donde actúa.

Las personas que cuentan con las variantes TT y AA para los genes ADH1B y ALDH2, respectivamente, y beben alcohol de forma cotidiana verán su salud deteriorarse más pronto que los que tienen las otras versiones de estos genes. También tienen un riesgo más alto de padecer todos los tipos de cáncer que ya mencioné, así como esteatosis y cirrosis hepática en edades tempranas. Durante el embarazo, si las mamás cuentan con estos genotipos e ingieren alcohol, es más probable que ocasionen el síndrome de alcoholismo fetal en los bebés, el cual se refleja con un bajo peso al nacer, dificultades de aprendizaje durante toda su vida, retraso en el desarrollo psicomotor en los primeros años, así como pérdida de vista y audición. Conocer las variantes genéticas del metabolismo de alcohol permite a las personas tomar mejores decisiones respecto al consumo de esta sustancia, pero aquí sí existe una recomendación general: las mujeres embarazas no deben consumir alcohol.

Cuando se ha defendido el consumo de alcohol como técnica para mejorar la salud cardiovascular, se ha hecho referencia únicamente al vino tinto. Los resultados han sido contradictorios una y otra vez, y los que han mostrado una relación positiva sobre la salud cardiovascular no lo hacen por la cantidad de alcohol que contiene el vino, sino por su alto contenido de resveratrol, un polifenol que, como mencioné en el capítulo anterior, está presente en los frutos rojos, como las uvas moradas; su ingesta mejora la circulación sanguínea, activa las sirtuinas y disminuye el colesterol en la sangre. Pero para obtener estos beneficios no es necesario beber vino tinto: se tendría el mismo efecto si todos los días se consumieran uvas o frutos del bosque, que contienen la misma cantidad y tipo de polifenoles.

El alcohol afecta la salud de las personas sin importar los genes que se encuentren en su ADN. La diferencia entre tener los genotipos de riesgo o no tenerlos sólo define la rapidez con la que estas enfermedades terminen presentándose.

El alcohol, por otro lado, interrumpe el sueño y evita el descanso total, lo cual, como ya hemos analizado, aumenta el riesgo de enfermedades cardiovasculares, osteoporosis y depresión. En definitiva, es una sustancia tóxica que debemos evitar si lo que se busca es envejecer de manera saludable.

* * *

Como te habrás dado cuenta, los hábitos de una persona tienen el mismo poder sobre el ADN que los alimentos. De hecho, si en tu genoma están escritas todas las instrucciones de lo que eres, tu estructura y tu comportamiento, es fácil comprender que ahí mismo puedes encontrar cómo tu ambiente, con base en los factores mencionados en este capítulo, puede hacerte daño.

Comprendo la falta de interés o conocimiento acerca de la importancia del estilo de vida sobre la salud, porque hace una década que me gradué de nutrición, el pensamiento colectivo de los profesionales se enfocaba en llevar un control de la alimentación para la prevención de enfermedades crónicas, así como para mantener una complexión delgada. En aquel entonces me enseñaron que con el "sencillo" hecho de controlar la alimentación podría evitarse un buen número de padecimientos. Después me di cuenta de que no era cierto. Primero, porque no sabemos qué le hace bien a cada persona, y segundo, porque debemos abrir el análisis hacia los factores del estilo de vida.

Me sigue llamando la atención que, cuando una persona enferma, busca cambiar su alimentación de manera radical, pero se rehúsa a cambiar sus actividades diarias, sus actitudes, su forma de vivir. ¡Sus hábitos! Hace falta mucha educación respecto al estilo de vida, no sólo para los pacientes, sino también para el gremio médico, sobre cómo nuestras decisiones tienen un poder positivo o negativo sobre nuestro estado de salud y por qué es necesario enfocarnos en estos aspectos más que en el peso total de la persona enferma. Todos los padecimientos crónicos, aquellos que pueden afectar la calidad de vida durante la vejez y comprometer la longevidad, tienen un inicio silencioso, detonado por algún aspecto del ambiente, e irán aumentando su daño conforme pasen los días, semanas y años. Padecimientos como la diabetes, el cáncer y las enfermedades cardiovasculares se van destapando poco a poco. Tu epigenética se debilita cuando tu estilo de vida no va acorde con lo que tu cuerpo necesita.

Todos podemos vernos y sentirnos *aparentemente sanos* hasta que un examen de rutina muestra lo contrario. Por eso son importantes: en ellos puedes ver qué tanto se ha deteriorado el funcionamiento de tus órganos para actuar temprano.

> Esta apariencia sana es engañosa cuando los hábitos diarios no concuerdan con la salud que piensas que posees: desvelarte, tomar taza tras taza de café, fumar o vivir bajo estrés indican que alguna enfermedad se está desarrollando poco a poco dentro de ti.

Quizá tu cuerpo está luchando de forma constante para mantenerla en silencio, pero en el momento en que se canse vendrá un diagnóstico que te podría obligar a depender de ayuda o medicamentos de por vida.

No te dejes engañar por tu apariencia sana. Haz una evaluación de tu vida y, de forma periódica, busca revisiones médicas. Atiende a las recomendaciones del libro para que lo hagas de forma más certera y evites la prueba y el error. Invierte en un examen genético que, por medio de una interpretación adecuada, te dibuje un mapa hacia una vejez y longevidad de calidad. Tu futuro yo te lo agradecerá todos los días.

SIETE

Conoce tus genes para dejar de jugar póker a ciegas

Si tu vida fuera un juego de póker y estuvieras apostando tu salud a las cartas que te barajaron, ¿querrías verlas antes de decidir tu próximo movimiento? Si todos tuviéramos la posibilidad de evadir la prueba y el error cuando se trata de nuestra salud e irnos a lo seguro, por supuesto que lo haríamos. Cuando la toma de decisiones precisas es una posibilidad debemos aprovecharla porque, aun con la peor partida de cartas, uno puede ganar si conoce las jugadas de éxito.

Los genes se obtienen al azar, no podemos hacer nada al respecto; lo que nos tocó nos tocó —como en las cartas—, pero puedes fortalecer o debilitar la epigenética con tus acciones diarias. Tú tienes la capacidad de tomar las mejores decisiones respecto a tu estilo de vida. Uno de los problemas de la sociedad actual es que las opciones de alimentación y cuidado de nuestra salud parecen infinitas y eso tiende a confundirnos o llevarnos a experimentos eternos.

Queda claro que una vida sin opciones sería intolerable. Sentirte obligado a hacer lo mismo día con día sin oportunidad de cambiar y probar cosas nuevas, en especial respecto a los alimentos, suena a tortura. La capacidad de elegir lo que uno piensa que es mejor para su salud siempre será buena; no obstante, esto no significa que mientras más opciones existan todo sea mejor. De hecho, las investigaciones en el campo del comportamiento muestran que la sobrecarga de opciones crea en las personas una sensación de agobio, en lugar de hacerlas sentir liberadas, y que, además, incluso cuando han elegido algo bueno para ellos, se quedan con la impresión de que pudieron haberlo hecho mejor. Cuando alguien enferma, o quiere prevenir una enfermedad, enfrentarse a demasiadas opciones de nutrición y estilo de vida hace que sienta que sus esfuerzos nunca fueron o serán suficientes, y eso puede llevar a las personas a seguir una de dos vertientes: la obsesión con la perfección, siempre estar buscando la mejor dieta, el mejor producto, el más nuevo; o la desesperanza respecto a que algo pueda funcionar.

La gente se enfrenta a infinitas formas de comer, opciones y consejos cuando se habla de alimentación saludable (¿saludable para quién?). Existen dietas bajas o altas en carbohidratos, hipocalóricas, veganas, vegetarianas, flexitarianas, con carne o sin carne. Hay que decidir, además, entre hacer ayunos o comer cada tres horas, comer o no comer gluten, lácteos o huevo. ¿Debo tomar suplementos alimenticios? Ésta es una pregunta común que hacen los pacientes, y en seguida me cuentan cómo a un conocido le cambió la vida consumir X o Y vitamina en altas dosis. La confusión es comprensible, en especial cuando nos bombardean con tanta información, no sólo los profesionales de la salud, sino las revistas, los libros, las redes sociales, etcétera. Es aquí donde los exámenes genéticos de nutrición y la revisión del estilo de vida resultan útiles, para que el abanico de opciones se reduzca sólo a aquello que de verdad te llevará a tu meta en cuanto a tu salud.

Lo más importante de conocer tu código genético es que puedes tomar a diario decisiones que te garanticen un envejecimiento saludable, y cuando decidas algo distinto, al menos ya sabes que te afecta y la incertidumbre deja de existir. Para hacerlo, primero debes elegir un estudio genético que te pueda dar toda la información que requieres. Los estudios genéticos disponibles en el mercado evalúan una batería amplia de genes que otorgan una vasta cantidad de información para ser interpretada por un experto. Así como hay muchas opciones de dietas y ejercicios por hacer, día con día la oferta de estos estudios crece por los avances tecnológicos que los hacen cada vez más accesibles. Por eso surgen preguntas sobre qué test genético escoger.

7.1. Los estudios genéticos

Existen muchas dudas sobre estos estudios, y es normal, puesto que mucha gente nunca había escuchado de ellos. Un comentario común en mis conferencias sobre genética es que "eso parece del futuro", cuando en realidad es algo que está a nuestro alcance ya desde hace varios años.

La manera de hacer cada estudio es variada y depende del laboratorio y la tecnología con la que cuente para obtener la información genética. Existen algunos estudios que requieren muestras sanguíneas y, por lo tanto, sólo podrán ser tomadas en un laboratorio y bajo todas las normas de seguridad e higiene existentes, así como por personas con licencia para realizar estos procedimientos invasivos (médicos o enfermeros). Otros exámenes utilizan un raspado de células en la boca, que no es doloroso, y el paciente es quien toma la muestra para evitar la contaminación. Se hacen con uno o dos hisopos para raspar la pared del cachete y dura menos de un minuto. La ventaja es que no necesitan preparación específica como el ayuno. Hay otros tests que se hacen con una muestra de saliva, pero son los menos utilizados, ya que el margen de error durante la evaluación es alto (la saliva contiene enzimas que degradan el ADN y complican su análisis); además, la toma de muestra es molesta, pues el paciente debe estar escupiendo en un bote recolector sin haber ingerido alimentos ni bebidas de dos a cuatro horas antes. La técnica mediante la cual se obtiene la muestra genética es una variante importante para tomar en cuenta si buscas hacerte un estudio así, y deberás elegir aquella que te dé más confianza y seguridad.

Las opciones disponibles de exámenes genéticos varían según cada país porque de sus leyes dependen las regulaciones, la tecnología para hacer los análisis y el manejo de la información que siempre deberá ser confidencial. El país que mayor variedad ofrece es Estados Unidos; la tecnología de extracción de ADN con la que cuentan es la más rápida y eficiente. Además, en este país existen certificaciones importantes que aseguran la privacidad de los datos de los clientes y que garantizan que la información obtenida es correcta y fidedigna.

La información disponible en el código genético incluye datos que no están relacionados con la salud, por ejemplo, el color de tus ojos, si tienes estornudo fótico (cuando te expones a una luz brillante estornudas), el color de tu cabello, si puedes o no tener pecas, y hasta de qué parte del mundo vienen tus genes. Los estudios que se abocan a este tipo de información son divertidos, pero, si lo que buscas es un envejecimiento saludable, deberás buscar un examen que te aporte información más útil. Te explico algunos que te pueden servir para que tengas idea de qué puedes encontrar y tomes una decisión acertada:

- EXÁMENES DE NUTRIGENÉTICA. Existen muchos en el mercado. La diferencia entre uno y otro es la cantidad y los genes que se analizan. Busca los que contengan genes clave en procesos metabólicos, como los mencionados en este libro: FTO, IL6, TNF, IRS1, entre otros. Asegúrate de que esté respaldado por un algoritmo que otorgue un análisis de los genes en conjunto y no de forma individual; esto evitará que existan errores de interpretación y te dará las pautas para conocer cuál es la dieta ideal para ti: dietas bajas o altas en carbohidratos, proteínas o grasas.

- EXAMEN QUE EVALÚE EL POTENCIAL DEPORTIVO. Analizan los genes relacionados con el efecto de la actividad física sobre la frecuencia cardiaca para que no afecte al corazón. También sirven para conocer el tipo de fibras musculares que tiene una persona, y así pueda elegir su actividad ideal, de fuerza o de resistencia; su oxigenación durante el ejercicio, para conocer la necesidad de suplementos que la aumenten; y los genes que hablan sobre qué tan eficiente eres durante la recuperación, y así establecer un programa con días de actividad y descanso adecuados.

- EXAMEN DE FARMACOGENÉTICA. Valen la pena aquellos que analizan gran variedad de fármacos. El que yo realizo cuenta con más de 200, que es el aprobado en casi todo el mundo para recetar medicamentos basados en el ADN del paciente. El valor de un estudio así radica en que, cuando se prescriba un fármaco, éste sea bien metabolizado sin el peligro de sufrir efectos secundarios. Es probable que conforme envejezcas y haya un declive en la función de tus órganos, debas utilizar uno o más fármacos para mantener un balance funcional, y un examen así te asegura que lo que ingieras será efectivo. Considero estos exámenes como un seguro de vida y forman parte de la "medicina de precisión": las decisiones médicas se basan en los genes y se asegura así la efectividad de los tratamientos.

- INTOLERANCIA AL GLUTEN. Lo ideal es que analicen más de cinco genes relacionados con el metabolismo del gluten para conocer la posibilidad de que genere malestar al ser ingerido y las dosis en que se podría llegar a consumir sin que cause daño.

- INTOLERANCIA A LA LACTOSA. Además de conocer si la lactosa pudiera ocasionar malestar intestinal, estos exámenes predicen la absorción de calcio y son de gran utilidad para pacientes con historia familiar de osteoporosis. Conforme uno envejece, este riesgo es cada vez mayor, pero conocer qué dicen los genes relacionados con la osteoporosis aporta herramientas para retrasar este padecimiento lo más posible, ya que se puede actuar con anticipación por medio de ajustes en la alimentación y el estilo de vida.

- METABOLISMO DE CAFEÍNA. Otorga información sobre la cantidad máxima de consumo de dicha sustancia para evitar el insomnio y el riesgo de hipertensión e infartos. Además, el mismo gen analizado es útil para saber si el consumo de cúrcuma en forma de suplemento puede ser tóxico o no. Este suplemento se ha popularizado en los últimos años, y el peligro de consumirlo sin supervisión radica en que puede provocar que algunos fármacos utilizados en casos de cáncer y enfermedades cardiovasculares se vuelvan tóxicos.

- PRUEBA ACMG59. Analiza 59 variantes genéticas que están altamente relacionadas con enfermedades. Es una prueba de riesgos genéticos que vale la pena conocer para asistir a revisiones periódicas y atender los padecimientos desde etapas tempranas. Se la recomiendo a pacientes cuya historia familiar involucra casos como cáncer de mama y uterino, síndrome de Marfan, cardiomiopatía hipertrófica, etcétera.

Existen demasiados estudios genéticos que sólo aportan información sobre los riesgos de padecer patologías. Éstos se comercializan bajo el nombre de test de nutrigenética. Un examen de riesgos sólo identifica la probabilidad —mayor o menor— de contraer una enfermedad, pero no aporta información sobre el tipo de dieta que debes seguir en cuanto a su contenido de carbohidratos, proteínas, grasas, vitaminas y minerales. Es de utilidad conocer tu nivel de riesgo de padecer una enfermedad, siempre y cuando vaya acompañado de lineamientos que te lleven a evitar su desarrollo. Sin embargo, esto se complica porque para cada enfermedad las recomendaciones suelen ser diferentes.

Un examen real de nutrigenética —no uno de riesgos de enfermedades— analiza genes clave en procesos metabólicos con la intención de conocer su efecto sobre la epigenética y actuar sobre cualquier riesgo al que pudieras enfrentarte.

> Los exámenes de nutrigenética son los que yo, de forma profesional y personal, considero más adecuados para planear un envejecimiento saludable.

Uno puede saber sus riesgos si analiza su historia familiar, pero las técnicas específicas para actuar respecto a ellos sólo se conocerán por medio de un examen que lea las variantes importantes involucradas en los procesos de inflamación (IL6, TNF), metilación (MTHFR, COMT), absorción de grasas (FABP2), resistencia a la insulina (IRS1, GIPR, PPARG), movilización de grasas (ADRB2), oxigenación (eNOS), etcétera. Estos genes, analizados en conjunto, podrán asegurar qué cantidad de cada macronutriente es posible metabolizar para mantener los procesos metabólicos funcionales.

7.2. ¿Cómo escoger uno que valga la pena?

Muchas marcas, demasiados laboratorios. Entre tantas opciones es complicado escoger en dónde invertir en tests genéticos. Por eso, comparto aquí una serie de elementos que debes tomar en cuenta al momento de elegir uno que te aporte información útil:

- De preferencia escoge un test cuyo laboratorio de análisis se encuentre en Estados Unidos. En varios países cuentan con la papelería adecuada para enviar tu muestra genética a este país y que ahí sea analizado; de hecho, la mayoría tiene que enviar tu muestra a Estados Unidos o Europa por la tecnología con la que cuentan. Pero la razón más importante de esto es que allá se puede guardar tu ADN de forma indefinida de manera confidencial, mientras que en otros países el tiempo máximo para mantener tus datos es de un año. Por lo tanto, si quieres obtener más información con tu muestra de ADN, no podrías hacerlo si no pueden mantenerla almacenada.

- Escoge un test genético que asegure la protección de tus datos y que, además, te ofrezca resultados confiables. Es posible que esto eleve el precio, pero sólo tendrás que hacer esta inversión una vez en tu vida. El laboratorio deberá contar con las certificaciones HIPAA y CLIA, aunque éstas sólo operan en Estados Unidos. Otros países, por no tener regulaciones respecto a este tema, tampoco cuentan con certificaciones de calidad.

  - La certificación HIPAA sirve para proteger los datos sensibles de las personas en el área de la salud y se hace con el fin de que nadie pueda acceder a ellos y utilizarlos a su favor. Lo anterior es de gran importancia en términos de genética ya que, de no asegurarse la privacidad de datos, los riesgos genéticos de una persona podrían ser un impedimento para contratar seguros o acceder a prestaciones financieras. Aun cuando sabemos que la genética de una persona no es una condena a cierta enfermedad, se debe cuidar que esta información sólo quede entre el paciente, el profesional que interpreta el estudio y el laboratorio que procesa la muestra. Aunque las compañías aseguradoras no basan sus decisiones en datos genéticos, no sabemos qué nos depara el futuro respecto a este tema.

◆ CLIA es una certificación que asegura que los procesos de manejo de muestras en los laboratorios sean los adecuados y los resultados sean correctos. En genética, es importante asegurar que las lecturas de los genes sean impecables, porque el cambio en una variante que otorgue un genotipo distinto cambia la recomendación de salud que se le entrega al paciente. Si, por ejemplo, en lugar de leer en el gen MTHFR el genotipo TT se obtiene una lectura incorrecta de CC, la persona que espera sus resultados no sabrá de su riesgo mayor a formar trombos y que necesita una suplementación con 5-L-metilfolato para cuidar su salud el resto de su vida. La certificación CLIA asegura que el reporte refleje el genotipo correcto, pero es la interpretación del experto en salud y su nivel de conocimiento en este tema los que ayudarán a que obtengas toda la información de manera adecuada.

• Busca un laboratorio que siga creando nuevos tests. Podrás pedirlos sin necesidad de entregar otra muestra de ADN y con un precio mucho menor porque ya se hizo la extracción de tu código. Recuerda: busca que se almacenen tus datos de forma confidencial e indefinida.

• Asegúrate de que el laboratorio cuente con profesionales preparados para la entrega de resultados genéticos. Puedes tener mucha información en tus manos, pero la genética es compleja: necesitas a alguien con un conocimiento profundo en el tema, que te guíe en la implementación de las recomendaciones y pueda ver todas las posibilidades para restaurar o mantener tu salud; si buscas un envejecimiento saludable deberás comprender cómo tus genes interactúan con tu ambiente y qué debes hacer para que éste sea el óptimo.

> El equipo de Genovive México y Genovive Latinoamérica cuenta con un amplio número de profesionales de la salud distribuidos en diferentes países.

Su proceso de selección de personal es meticuloso y exigente, así como sus protocolos de interpretación de datos. Mi experiencia con ellos ha sido grandiosa y soy parte del equipo que elige y guía a otros profesionales de la salud a trabajar y crecer en este tema tan complejo y a la vez tan satisfactorio.

Existen varios laboratorios en los que puedes pedir que lleven tu examen hasta la puerta de tu casa sin un intermediario que te entreviste, mandar la muestra de regreso y, semanas después, recibir un reporte vía correo electrónico con la interpretación en forma de un reporte escrito. En cuestión de logística es bastante sencillo. Sin embargo, la información genética es compleja y querer comprenderla de un reporte sin alguien que te ayude a navegarlo es una mala decisión. La idea de conocer los genes es hacer una evaluación completa de la persona, y para ello es vital conocer tanto su estilo de vida como sus genes, y así guiarla en los ajustes que debe hacer para que se adecuen a su ADN. Cuando sólo se conoce el ADN, el análisis queda incompleto, pues la interacción entre el gen y el ambiente es lo que al final prende y apaga los genes.

> Si vas a invertir en una evaluación genética, lo mejor es que esta incluya también un análisis de estilo de vida que se realiza por medio de una entrevista en línea o presencial.

7.3. La interpretación correcta del experto es vital

Cada vez somos más quienes nos dedicamos a esta área de estudio y contamos con las credenciales para interpretar estos análisis de forma correcta. Quienes conocemos la nutrigenética hemos estudiado maestrías, especialidades o certificaciones, así como invertido horas de entrenamiento en la interpretación genética. Al final, tú como paciente te vas a quedar con las recomendaciones que te prescriba la persona que te entregue el examen y es por ello por lo que necesitas de alguien con amplia experiencia.

Debes saber que un estudio genético no le resta importancia a la entrevista sobre el estilo de vida, los estudios bioquímicos ni la exploración física, sino que viene a sumarse como una herramienta más para la toma de decisiones correcta y oportuna. Por lo tanto, al ser una herramienta más, la interpretación de tus resultados genéticos se debe hacer evaluándose junto con los demás parámetros mencionados. Por ejemplo, si tus genes de metabolismo de carbohidratos son ineficaces en el proceso y tu glucosa se encuentra en los límites superiores, valdrá la pena que quien te evalúe pida un examen más profundo, para saber en qué paso te encuentras en el desarrollo de diabetes; quizá aún estés a tiempo de impedir este diagnóstico y revertir el daño que se haya ocasionado.

La idea de la evaluación genética es mostrar todas las cartas para no jugar póker a ciegas, pero evaluar sólo los genes e ignorar el estilo de vida de una persona puede tener repercusiones importantes. Quizá por tu genética tienes una absorción adecuada de vitamina D, entonces si sólo vemos tus genes no habría necesidad de recomendar una suplementación. Pero, si eres como Daniella, mi paciente de la que te hablé en el capítulo cuatro, y trabajas dentro de un edificio, no te expones al sol ni consumes lácteos, puedes presentar niveles bajos de esta vitamina sin importar lo que tu ADN indique que eres capaz de absorber, por lo que la suplementación es de vital importancia para que no desarrolles osteoporosis.

Cuando en el 2017 platiqué con el doctor Ordovás en lo que fue una de las mejores tardes que he vivido, concluimos lo mismo:

Podrás tener un test que analice muy pocos genes, pero una buena interpretación de ellos te dará información útil para toda la vida. Por otro lado, podrás hacerte un examen que analice cientos de variantes, pero sin una explicación adecuada que conjunte tu estilo de vida, estudios bioquímicos y metas, la información obtenida será inútil.

Puedes, también, optar por un estudio de mucha calidad interpretado por un profesional experto y, entonces, obtendrás el mapa más exacto que te guíe a una vida de salud.

7.4. Lo más retador: la implementación de las recomendaciones

Quien se lleva la tarea más compleja cuando hay un examen genético de por medio es la persona que lo interpreta. Todas las recomendaciones se deberán traducir en ajustes pequeños, milimétricos casi, en tu estilo de vida, que te ayuden a mejorar tu salud y acercarte a tu meta.

Eres un universo único, diferente a cada persona a tu alrededor. La tuya es una historia familiar imposible de repetir, con gustos y aversiones a alimentos, así como preferencias por actividades físicas que otras personas tratan de evitar. Según la etapa de vida en la que te encuentres, es posible que estés sacrificando algún factor de estilo de vida como el sueño, tu alimentación o la actividad física. Si además te han diagnosticado con alguna patología y utilizas fármacos, hay otros factores que tomar en cuenta respecto a la alimentación, los horarios o la suplementación. La nutrición personalizada y de precisión se basa en una evaluación que tome en cuenta estos factores, entre muchos otros. Por fortuna, a algunos nos gusta armar estos rompecabezas para dibujar el mapa que te lleve a disfrutar de una gran salud por muchos años.

Si recibes asesoría de alguien que tome en cuenta todo lo que te rodea y te enseñe los pequeños ajustes que debes hacer y priorizar, te darás cuenta quizá de que la clave se encontraba en las cosas pequeñas: comer una manzana al día, incorporar un jugo verde, hacer una comida vegana al día, disminuir la cantidad de cafeína, aumentar tu actividad física un día más o disminuir la intensidad con la que la hacías. Otros ajustes que en ocasiones se recomiendan, según tus genes, son exponerte más al sol, ser estricto con tus horarios de sueño, tomar o dejar algún suplemento. En cuanto a la dieta, podría ser también disminuir la cantidad de grasa saludable que estás consumiendo, aumentar tu consumo de carbohidratos, comer frutos rojos, etcétera.

La nutrigenética no es radical, mucho menos estricta. El único propósito de estos estudios es disminuir tu abanico de opciones para que sólo te quedes con aquello que mejor se ajuste a tu genética y te lleve a tus metas de salud. También que logres aclarar las confusiones respecto a la nutrición, el ejercicio, la suplementación y la prevención de enfermedades, porque lo que es un mito para algunos es una realidad para otros. Da igual si a las personas a tu alrededor el consumo de lácteos les es dañino, lo que importa es si a ti te causa malestar o no, si tú los necesitas por salud o no. La nutrigenética es tu mejor aliada para la toma de decisiones respecto a tu envejecimiento porque la forma en que te comunicas con tus genes mediante los alimentos es un proceso continuo, diario y eficaz para prevenir el declive funcional de estructuras clave como el corazón, el cerebro, los músculos y los huesos.

Tomar decisiones de salud basadas en tu información genética es convertirte en tu propio superhéroe, es *hackear* tus genes e impedir que muestren signos de enfermedad cuando están programados para ello. Mejorar tu epigenoma te otorga un escudo protector ante las dolencias que muchos hemos visto a nuestra familia vivir. Cuando, en el 2011, tuve el conocimiento de que esto era posible, sentí gran esperanza porque, por un lado, supe que soy capaz de evitar un infarto a edad temprana, y sobre todo, porque me di cuenta de que podía proteger a mi futura familia de las enfermedades que más me toca tratar dentro de mi consulta: cardiovasculares (como hipertensión, enfermedad coronaria o el riesgo de un infarto), metabólicas (como la diabetes), psiquiátricas (depresión, enfermedad bipolar, entre otras) y neurológicas (como migrañas y alzhéimer). Si bien no veo pacientes con cáncer activo en mi consultorio —porque es otro mundo de recomendaciones—, sí los atiendo cuando entran en remisión y buscan evitar que éste vuelva a presentarse.

Me da gran satisfacción ver cómo, cuando se publicó mi TED Talk, me comenzó a buscar gente para conocer cómo mejorar su salud en la etapa preconcepcional y así cuidar a quienes más aman: sus futuros hijos. Me da mucho gusto que a partir de ello hay cada vez más profesionales dedicados a este tema y pacientes informados que buscan asesoría. Creo que, a pesar de que somos la generación que vive con más estrés, también somos la que cambiará el mundo en términos de salud salvando a los que siguen de padecer estas enfermedades que hoy parecen epidemias. Quienes estamos entre los 20 y 50 años tenemos un gran interés en no convertir nuestra vejez en años de sufrimiento, y eso nos está llevando a crear tecnología para investigar sobre genética, estudiar cómo ponerla en práctica y adquirirla para nosotros. Tú y yo estamos transformando el futuro.

OCHO

Nutrición personalizada y *healthy aging* con Alejandra Ponce

Muchos de quienes nos dedicamos al área de la salud tenemos una historia que nos cambió la vida, en la que no pudimos ayudar, y quizá ésta es nuestra forma de enmendarlo o cambiar la narrativa para otras personas. En mi caso, me dedico a establecer planes de salud y nutrición para lograr un envejecimiento saludable en cada uno de mis pacientes sin importar las patologías que tengan. Lo hago porque me hubiera gustado que mi papá envejeciera de esta forma, pero por desgracia él ni siquiera envejeció, murió a sus 64 años, y en muchos países esta edad ni siquiera es considerada vejez.

El ciclo de vida de las personas es el mismo que el de cualquier ser vivo: nacer, crecer, envejecer y morir. En ocasiones hay quien inserta en este ciclo la etapa de reproducción, pero ésta no es útil para la supervivencia personal. A pesar de que todos pasamos por las mismas fases, lo hacemos de una manera diferente, individual y única. Nacemos con un conjunto de genes determinados por el azar. Conforme vamos creciendo, éstos dependen de la protección epigenética heredada de nuestros padres, así que muchos padecimientos de la infancia y la adolescencia dependen de los tres meses previos a nuestra concepción, no tanto de nuestro estilo de vida. Después, cuando dejamos de crecer, que es el momento en que se termina la adolescencia, comenzamos a envejecer. Sin darnos cuenta, pasamos la mayor parte de nuestra vida envejeciendo, y ahora que la medicina nos ha regalado más años de vida gracias a las cirugías, vacunas y fármacos, la vejez se ha alargado tanto que debemos trabajar desde edades tempranas para lograr que ésta sea digna y saludable.

Mi propósito con la gente que atiendo es ayudarle a construir, dentro de su longevidad, una vejez saludable. Lo llamo "construir" porque se trabaja todos los días, decisión tras decisión. Creo con firmeza que todos tenemos el derecho de una vida plena, independiente, y eso se logra protegiéndonos por medio de nuestro estilo de vida del destino que está escrito en nuestros genes.

Me gusta decir que me dedico a entrenar superhéroes. Éstas son personas que logran lo extraordinario, cosas más allá de sus capacidades. Los superhéroes genéticos que se entrenan bajo mi tutela logran mantener por muchos años su salud, restaurarla cuando ésta ya se había perdido, y viven disfrutando sus alimentos, sus actividades y a sus seres queridos. Ya no están preocupados por las modas de alimentos ni por la incertidumbre de las enfermedades que pueden llegar a padecer. Mis superhéroes ya conocen el mapa que sus genes han pintado y, conmigo, ya saben cómo esquivar los destinos fatales a los que sus genes buscan llevarlos. Mis superhéroes genéticos logran ser longevos, mas no viejos. Construyen su vejez, pero no la sienten porque sus funciones declinan de manera sutil. Logran lo extraordinario porque lo ordinario sería enfermar y tener una vejez complicada.

Cuando atiendo a una persona por primera vez me gusta conocerla de verdad. Mi entrevista abarca muchos puntos sobre su salud. No me considero una nutrióloga convencional porque mi área de estudio, la nutrigenética y el estilo de vida, me lleva a indagar en la vida de mis pacientes más allá de los nutrientes y lo que sirven en sus platos. Divido mi entrevista en cinco pilares de estilo de vida, sobre los cuales escribí mi libro *Tiempo extra*. Platicamos sobre el sueño, el estrés y la salud emocional, la actividad física, la alimentación y el uso de sustancias adictivas. Además de analizar su historia de enfermedades y uso de fármacos.

Reconozco que hay limitaciones dentro de lo que puedo hacer con mis recomendaciones. Por ejemplo, cuando un paciente me dice que ronca o que despierta exhausto, mi responsabilidad es hacerle saber que existen distintas patologías asociadas a esto y que la nutrición y los cambios en estilo de vida no tendrán una repercusión positiva importante. Me apoyo en grandes colegas con quien he formado el mejor de los equipos para que mis pacientes reciban la mejor atención. Si mi ego me llevara a querer abarcar todo, estoy segura de que me equivocaría y retrasaría en mis pacientes la posibilidad de un tratamiento efectivo. Eso es algo que no me puedo permitir.

Conozco la ansiedad de primera mano, pues la he padecido. Conozco la depresión de cerca porque he convivido con mucha gente que ha sido diagnosticada con ella. Sé identificar el estrés en las personas porque lo he estudiado. Todo ello me ha llevado a comprender mejor a las personas que tengo frente a mí. Les hablo de frente a mis pacientes y, aunque a algunos les cueste más que a otros, los convenzo de aceptar ayuda en las situaciones emocionales que viven. Reconozco lo difícil que esto puede ser en un país donde la salud mental es un tabú, pero al conocer cómo el estrés afecta los genes, tengo la responsabilidad de identificarlo y mostrarles todo lo que puede crear un desequilibrio que dañe su protección epigenética.

> La salud emocional juega un papel importante en la protección ante las enfermedades y es por ello por lo que se debe tomar en cuenta en el análisis del estilo de vida.

Explorar las ideas que tienen mis pacientes sobre la alimentación y el ejercicio siempre resulta un gran aprendizaje para mí. Comprender la forma en que ven los alimentos y cómo los comentarios que han escuchado sobre ellos han generado un gran impacto en sus decisiones me ha llevado a tomar conciencia de la manera en que me expreso sobre los nutrientes. He recibido a gente con listas interminables sobre aquello que es bueno y malo según su conocimiento de nutrición.

> Las etiquetas de valor moral que les otorgan a los alimentos crean confusión y culpa a la hora de elegir lo que uno pone en su plato.

El abanico de posibilidades es infinito, y en el proceso de reducir la ansiedad frente al mundo de opciones, las personas prefieren clasificarlos, pero cuando lo hacen sin un respaldo genético, en realidad no están eligiendo lo mejor para ellas. Los exámenes de nutrigenética otorgan los resultados con un hincapié en qué es lo mejor para el paciente, porque ningún alimento es malo como tal. Lo importante es saber qué es lo mejor y escogerlo de forma constante sobre aquello que quizá no traiga tanto beneficio.

Todos los días realizamos una enorme variedad de actividades en pro de nuestra salud. Muchas de éstas nos podrían estar alejando de nuestra meta: el ejercicio muy intenso que despierta factores inflamatorios, tomar café que nos pone en riesgo mayor de hipertensión, una copa de vino al día que quizá aumenta el riesgo de padecer algún tipo de cáncer... Todo parece inofensivo, pero ¿inofensivo para quién? Aquello que es de gran beneficio para unas personas puede alejar a otras del camino hacia un envejecimiento y longevidad saludables.

La OMS ha designado la década del 2021-2030 como la del envejecimiento saludable, porque estamos viviendo muchos más años de lo esperado y la población general no conoce las pautas para vivirlos mejor. Esta década tenemos el reto de hacer conciencia respecto a este tema. Todos los avances en medicina han tenido más éxito del esperado y si esta tecnología ya nos está dando más años de vida, es también responsabilidad de los profesionales de la salud aportar las herramientas suficientes para que estos años sean agradables, de provecho y que se vivan sin sufrimiento. Que tú como paciente preserves tu independencia, lucidez y gozo por vivir. Es por esto que me gusta la genética. Los estudios genéticos sobre nutrición, actividad física y farmacología otorgan las herramientas de mayor precisión para lograr lo anterior. Conocer la forma en que estamos programados y las estrategias para mantener ciertos genes silenciados cuando éstos son de riesgo es lo que evitará el declive de nuestras funciones físicas y cognitivas.

Me dedico a esta especialidad porque mientras más estudio este tema, mejor lo puedo aplicar en mí y en mis seres queridos. Quisiera acompañar a mi hijo por muchos años. Quiero verlo crecer, estar con él en las altas y bajas de la vida. Si él busca formar una familia, me gustaría conocer a sus hijos, saber cómo se ve parte de mi código genético en otra persona. Quiero estar saludable en mi vejez porque espero ser longeva. Siento que me faltan muchas experiencias por vivir, lugares por conocer y emociones por sentir. Quiero disfrutar los años que la ciencia me ha regalado con independencia, lucidez, buen humor y salud. No le tengo miedo a la muerte, pero no es por eso por lo que busco sacar el mejor provecho de mis genes. De hecho, me gusta hablar y estudiar sobre esa parte del ciclo de vida a la que todos llegaremos.

> No quiero ser longeva para nunca morir, sino para morir con bienestar. ¿No es algo que todos buscamos?

Supongo que si leíste este libro es porque tienes propósitos similares a los míos. La buena noticia es que son posibles. Todo lo que hemos platicado es alcanzable y los estudios genéticos hoy están a la orden del día. Busca el mejor para ti, sométete a una evaluación completa de salud y estilo de vida para conocer los ajustes que debes hacer para vivir más y mejor. Conocer tus genes quita la incertidumbre de qué pasará y te vuelve proactivo en tu salud. Recordemos la frase de Hipócrates que dice: "Antes de curar a alguien, pregúntale si está dispuesto a renunciar a las cosas que lo enfermaron", y con el conocimiento que has obtenido de este libro, antes de renunciar a algo, recuerda que sin el conocimiento genético, hoy no sabes realmente qué te enferma. Entonces, antes de decidir a qué estás dispuesto a renunciar, primero asegúrate de haber identificado qué fue lo que te enfermó o te puede enfermar: esa respuesta está en los genes.

Escribir éste, mi segundo libro, fue una gran aventura. Vaciar aquí mis conocimientos y experiencias vividas en el consultorio me llevó a recordar muchos momentos y contactar con los pacientes que aquí fueron mencionados para saber cómo se encuentra hoy día su salud. Tengo la fortuna de establecer una buena relación con quien deposita en mí su confianza. Soy una persona con una mente abierta a ideas distintas porque sé que, gracias a nuestra genética, todos tenemos una forma particular de vivir y ver el mundo.

> Mi objetivo es que tú, tan único como tus genes, continúes haciendo todo aquello que te gusta con ajustes milimétricos que te lleven a vivir más y mejor.

Me encantará conocerte y atender tus problemas de salud e inquietudes. Puedes obtener más información sobre mí en mi página web:

www.healthyaging.mx

En este sitio encontrarás mis datos de contacto para solicitar una cita en mi consultorio o en línea.

Como ya leíste en este libro, parte del envejecimiento saludable es tener un buen equilibrio entre trabajo y descanso, mantener una salud emocional estable y disfrutar del presente. Es por eso por lo que entre mis consultas, que son mi prioridad profesional, mis conferencias y mis clases en universidades tanto de México como del resto de Latinoamérica, me queda poco tiempo para las redes sociales. Sin embargo, trato de ser activa en Instagram, donde me encuentras como:

@aleponce.healthyagingmx

¡Sígueme y súmate a una comunidad de personas conscientes de la importancia de cuidar su salud! Encontrarás información valiosa sobre alimentación y estilo de vida, así como consejos e ideas clave sobre mis áreas de especialidad: nutrigenética y *healthy aging* o envejecimiento saludable.

¡Muchas gracias por leerme! Si no nos conocemos pronto, espero que lo hagamos en varias décadas, con arrugas en nuestra piel, gozando de una vejez independiente y con lucidez.

Agradecimientos

GRACIAS:

A mis papás, Graciela y Gerardo (†), por mis genes.

A mis hermanos, Arturo y Gerardo, por compartir una parte de ellos conmigo.

A mis mentoras, Tatiana y Gaby, por potenciar mis habilidades escritas en ellos.

A mi esposo, Jorge, por aceptarlos y amarlos.

A mi hijo, Santiago, por inspirarme a mantenerlos funcionales y así alcanzar una longevidad saludable.

A Chris, mi asistente y mano derecha por su gran trabajo.

Gracias también:

Al doctor José María Ordovás, por iniciar esta ciencia que ha beneficiado a muchísimas personas.

A mi psiquiatra, la doctora Mariana Hoyos, porque cada sesión de terapia me ayuda a ser mejor persona.

A Efrén Ordóñez, por mejorar mi escritura y convencerme de aceptar este proyecto.

A Ángela Olmedo, por proponerme la gran idea de escribir este libro.

A Priscila Mier, por mis fotos.

Y por último:

A ti y tus genes, por confiar en mí.

Bibliografía

INTRODUCCIÓN
Los genes mandan y es momento de escucharlos

"Ageing", World Health Organization, 2020, <https://www.who.int/health-topics/ageing#tab=tab_3>.

Ayuso, Miguel, "Nutrigenómica: la revolución de las dietas que nos permitirá vivir más y mejor", *El Confidencial*, 27 de diciembre de 2013, <https://www.elconfidencial.com/alma-corazon-vida/2013-09-27/nutrigenomica-la-revolucion-de-las-dietas-que-nos-permitira-vivir-mas-y-mejor_32931/>.

Labat-Robert, J. y R. Ladislas, "Longevity and Aging. Mechanisms and Perspective", *Pathologie Biologie*, vol. 63,

núm. 6 (2015), <http://dx.doi.org/10.1016/j.patbio.20
15.08.011>.

UNO
Come según tus genes para vivir más y mejor

Chien-Chou, Hou *et al.*, "Association between Hypertension and Coffee Drinking Based on CYP1A2 rs762551 Single Nucleotide Polymorphism in Taiwanese", *Nutrition & Metabolism*, vol. 18, núm. 78 (2021), <https://nutritionandmetabolism.biomedcentral.com/articles/10.1186/s12986-021-00605-9>.

Claes, Peter *et al.*, "Modeling 3D Facial Shape from DNA", *PLOS Genetics*, vol. 10, núm. 3 (2014), <https://doi.org/10.137/journal.pgen.1004224>.

Karra, Efthimia *et al.*, "A Link between FTO, Ghrelin, and Impaired Brain Food-Cue Responsivity", *The Journal of Clinical Investigation,* vol. 123, núm. 8 (2013), pp. 3539-3551.

Ordovás, José María, *La nueva ciencia del bienestar: nutrigenómica. Cómo la ciencia nos enseña a llevar una vida sana,* Barcelona, Crítica, 2013.

Stanton, Angela, *Fighting the Migraine Epidemic: How to Treat and Prevent Migraines Without Medicines*, North Charleston, CreateSpace, 2017.

DOS
¡SOS! Estamos programados genéticamente

Mahmood, Lubna, "The Metabolic Processes of Folic Acid and Vitamin B12 Deficiency", *Journal of Health Research and Reviews in Developing Countries*, vol. 1, núm. 1 (2014), pp. 5-9.

Ponce, Alejandra, "Pasa la mejor versión de ti", TED Talk, 2018, <https://www.youtube.com/watch?v=Y1Unh S72fwg>.

Serpeloni, F., "Grandmaternal Stress During Pregnancy and DNA Methylation of the Third Generation: An Epigenome-Wide Association Study", *Translational Psychiatry*, vol. 7, núm. 8 (2017), <https://doi.org/10.1038/tp.2017.153>.

"What is Epigenetics?", Centers for Disease Control and Prevention, 2020, <https://www.cdc.gov/genomics/disea se/epigenetics.htm>.

Yehuda, Rachel y Amy Lehrner, "Intergenerational Transmission of Trauma Effects: Putative Role of Epigenetic Mechanisms", *World Psychiatry*, vol. 17, núm. 3 (2018), pp. 243-257.

Yehuda, Rachel *et al.*, "Gene Expression Patterns Associated with Posttraumatic Stress Disorder Following Exposure to the World Trade Center Attacks", *Biological Psychiatry*, vol. 66, núm. 7 (2009), pp. 708-711.

Yong, Ed, "13 Anonymous Genetic Superheroes Walk among Us", *The Atlantic*, 11 de abril de 2016, <https://www.theat

lantic.com/science/archive/2016/04/thirteen-anonymous-genetic-superheroes-walk-among-us/477657/>.

TRES
Calma, no estamos condenados
a la enfermedad

Milkman, Katy, *How to Change: The Science of Getting from Where You Are to Where You Want to Be*, Nueva York, Portfolio, 2021.

Qi, Qibin *et al.*, "Insulin Receptor Substrate 1 (IRS1) Gene Variation Modifies Insulin Resistance Response to Weight-Loss Diets in a Two-Year Randomized Trial", *Circulation*, vol. 124, núm. 5 (2011), pp. 563-571.

Roseboom, Tesa *et al.*, "The Dutch Famine and Its Long-Term Consequences for Adult Health", *Early Human Development*, vol. 82, núm. 8 (2006), pp. 485-491.

Schulz, Leslie O. y Lisa. S Chaudhari, "High-Risk Populations: The Pimas of Arizona and Mexico", *Current Obesity Reports*, vol. 4, núm. 1 (2015), pp. 92-98.

CUATRO

STOP a los mitos. No hay fórmulas mágicas en nutrición: las recomendaciones generales no sirven para todos

Corella, Dolores *et al.*, "APOA2, Dietary Fat, and Body Mass Index: Replication of a Gene-Diet Interaction in 3 Independent Populations", *Archives of Internal Medicine*, vol. 169, núm. 20 (2009), pp. 1897-1906.

Erblang, Mégane *et al.*, "The Impact of Genetic Variations in ADORA2A in the Association between Caffeine Consumption and Sleep", *Genes (Basel)*, vol. 10, núm. 12 (2019), p. 1021.

Golja, Maša Vidmar *et al.*, "Folate Insufficiency Due to MTHFR Deficiency Is Bypassed by 5-Methyltetrahydrofolate", *Journal of Clinical Medicine*, vol. 9, núm. 9 (2020), p. 2836.

Guessous, Idris *et al.*, "Caffeine Intake and CYP1A2 Variants Associated with High Caffeine Intake Protect Non-Smokers from Hypertension", *Human Molecular Genetics*, vol. 21, núm. 14 (2012), pp. 3283-3292.

"MTHFR gene variant", National Center for Advancing Translational Sciences, 2021, <https://rarediseases.info.nih.gov/diseases/10953/mthfr-gene-variant>.

Sasaki, Nobuo *et al.*, "Impact of Sleep on Osteoporosis: Sleep Quality Is Associated with Bone Stiffness Index", *Sleep Medicine*, vol. 25 (2016), pp. 73-77.

Smith, Caren E. *et al.*, "Perilipin Polymorphism Interacts with Dietary Carbohydrates to Modulate Anthropometic Traits in Hispanics of Caribbean Origin", *The Journal of Nutrition*, vol. 138, núm. 10 (2008), pp. 1852-1858.

Sztalryd, Carole y Dawn L. Brasaemle, "The Perilipin Family of Lipid Drople Proteins: Gatekeepers of Intracellular Lipolysis", *Biochimica et Biophysca Acta*, vol. 1862, núm. 10-B (2017), pp. 1221-1232.

CINCO

Algunas verdades. Alimentos que siempre tienen efectos específicos sobre la salud

Allen, Robert W. *et al.*, "Cinnamon Use in Type 2 Diabetes: An Updated Systematic Review and Meta-Analysis", *Annals of Family Medicine*, vol. 11, núm. 5 (2013), pp. 452-459.

Da Costa Pereira Soares, Nathalia *et al.*, "Lycopene Extracts from Different Tomato-Based Food Products Induce Apoptosis in Cultured Human Primary Prostate Cancer Cells and Regulate TP53, Bax, and Bcl-2 Transcript Expression", *Asian Pacific Journal Cancer Prevention*, vol. 18, núm. 2 (2017), pp. 339-345.

Dichgans, Martin *et al.*, "Mutation in the Neuronal Voltage-Gated Sodium Channel SCN1A in Familial Hemiplegic Migraine", *Lancet*, vol. 366, núm. 9438 (2005), pp. 371-377.

Domínguez, Raúl *et al.*, "Effects of Beetroot Juice Supplementation on Intermittent High-Intensity Exercise Efforts", *Journal of the International Society of Sports Nutrition*, vol. 15, núm. 1 (2018), <https://doi.org/10.1186/s12970-017-0 204-9>.

Haseen, F. *et al.*, "Is There a Benefit from Lycopene Supplementation in Men with Prostate Cancer? A Systematic Review", *Prostate Cancer and Prostatic Diseases*, vol. 12, núm. 4 (2009), pp. 325-332.

Paredes-López, Octavio *et al.*, "Berries: Improving Human Health and Healthy Aging, and Promoting Quality Life— A Review", *Plant Foods for Human Nutrition*, vol. 65, núm. 3 (2010), pp. 299-308.

Petrie, Meredith *et al.*, "Beet Root Juice: An Ergogenic Aid for Exercise and the Aging Brain", *Journals of Gerontology. Series A, Biological Sciences and Medical Sciences*, vol. 72, núm. 9 (2017), pp. 1284-1289.

Riaz, Ghazala y Rajni Chopra, "A Review on Phytochemistry and Therapeutic Uses of *Hibiscus Sabdariffa* L", *Biomedicine & Pharmacotherapy*, vol. 102 (2018), pp. 575- 586.

Shirakami, Yohei y Masahito Shimizu, "Possible Mechanisms of Green Tea and Its Constituents against Cancer", *Molecules*, vol. 23, núm. 9 (2018), p. 2284.

Stanaway, Luke *et al.*, "Acute Supplementation with Nitrate-Rich Beetroot Juice Causes a Greater Increase in Plasma Nitrate and Reduction in Blood Pressure of Older Compared to Younger Adults", *Nutrients*, vol. 11, núm. 7 (2019), p. 1683.

Stanton, Angela, *Fighting the Migraine Epidemic: How to Treat and Prevent Migraines Without Medicines*, North Charleston, CreateSpace, 2017.

Tatar, Mohsen *et al.*, "Blackberry Extract Inhibits Telomerase Activity in Human Colorectal Cancer Cells", *Nutrition and Cancer*, vol. 71, núm. 3 (2019), pp. 461-471.

Vázquez-Prieto, Marcela A. y Roberto M. Miatello, "Organosulfur Compounds and Cardiovascular Disease", *Molecular Aspects of Medicine*, vol. 31, núm. 6 (2010), pp. 540-545.

SEIS
Más allá de la nutrición: los hábitos

Allebrandt, Karla V. *et al.*, "CLOCK Gene Variants Associated with Sleep Duration in Two Independent Populations", *Biological Psychiatry*, vol. 67, núm. 11 (2010), pp. 1040-1047.

Leonska-Duniec, A. *et al.*, "Genetic Variants Influencing Effectiveness of Exercise Training Programmes in Obesity – An Overview of Human Studies", *Biology of Sport*, vol. 33, núm. 3 (2016), pp. 207-2014.

Macgregor, Stuart *et al.*, "Associations of ADH and ALDH2 Gene Variation with Self Report Alcohol Reactions, Consumption and Dependence: An Integrated Analysis",

Human Molecular Genetics, vol. 18, núm. 3 (2009), pp. 580-593.

Swanson, Alex, "Are You a Worrier or a Warrior? The COMT Gene and Stress Performance", *Nutrition Genome,* 8 de agosto de 2019, https://nutritiongenome.com/are-you-a-warrior-or-a-worrier-exploring-the-influence-of-comt/.

SIETE
Conoce tus genes para dejar de jugar póker a ciegas

"ACMG Recommendations for Reporting of Incidental Findings in Clinical Exome and Genome Sequencing", National Center for Biotechnology Information, 2021, <https://www.ncbi.nlm.nih.gov/clinvar/docs/acmg/>.

"Clinical Laboratory Improvement Amendments (CLIA)", Centers for Medicare & Medicaid Services, 2021, <https://www.cms.gov/Regulations-and-Guidance/Legislation/CLIA>.

"Nuestros Estudios", Genovive, 2020, <https://www.genovive.com.mx/nutrigenetica.html>.

"What is HIPAA Certification?", *HIPAA JOURNAL,* 2021, <https://www.hipaajournal.com/what-is-hipaa-certification/>.

OCHO
Nutrición personalizada y *healthy aging*
con Alejandra Ponce

"Ageing", World Health Organization, 2020, <https://www. who.int/health-topics/ageing#tab=tab_3>.

Ponce Garza, Alejandra, "Servicios", Healthy Aging, 2021, <https://healthyaging.mx/servicios/.

_____, *Tiempo Extra: Los 5 pilares del life-style para un corazón saludable*, Courier12, 2021.